山东省卫生职业教育示范教材

供五年制高职护理专业用

护理礼仪与人际沟通

主　编　袁慧玲　赵全红

副主编　马会娟　李　青　古秋霞　李　莉

编　者　（以姓氏笔画为序）

马　丽　烟台护士学校

马会娟　聊城职业技术学院

古秋霞　日照卫生学校

刘文利　临沂卫生学校

李　青　临沂卫生学校

李　莉　泰山护理职业学院

李亚楠　烟台护士学校

吴　倩　皖北卫生职业学院

张　晓　菏泽家政职业学院

赵全红　烟台护士学校

袁慧玲　菏泽家政职业学院

郭　丽　菏泽卫生学校

崔晓燕　菏泽家政职业学院

U0391115

人民卫生出版社

图书在版编目（CIP）数据

护理礼仪与人际沟通 / 袁慧玲，赵全红主编. —北
京：人民卫生出版社，2020
ISBN 978-7-117-26777-9

Ⅰ. ①护… Ⅱ. ①袁… ②赵… Ⅲ. ①护理－礼仪－
教材②护理学－人际关系学－教材 Ⅳ. ①R47

中国版本图书馆 CIP 数据核字（2020）第 093875 号

人卫智网	www.ipmph.com	医学教育、学术、考试、健康，购书智慧智能综合服务平台
人卫官网	www.pmph.com	人卫官方资讯发布平台

护理礼仪与人际沟通

主　　编：袁慧玲　　赵全红
出版发行：人民卫生出版社（中继线 010-59780011）
地　　址：北京市朝阳区潘家园南里 19 号
邮　　编：100021
E - mail：pmph @ pmph.com
购书热线：010-59787592　010-59787584　010-65264830
印　　刷：北京铭成印刷有限公司
经　　销：新华书店
开　　本：787×1092　1/16　印张：9
字　　数：225 千字
版　　次：2020 年 7 月第 1 版　2020 年 7 月第 1 版第 1 次印刷
标准书号：ISBN 978-7-117-26777-9
定　　价：30.00 元
打击盗版举报电话：010-59787491　E-mail：WQ @ pmph.com
质量问题联系电话：010-59787234　E-mail：zhiliang @ pmph.com

出版说明

为深入贯彻《教育部关于深化职业教育教学改革全面提高人才培养质量的若干意见》的要求："切实加强对本地区教材建设的指导和管理，健全区域特色教材开发和选用制度"，按照山东省教育厅发布的《山东省中职与五年制高职教材开发说明》，建立与山东省卫生职业教育环境相适应的课程教材体系，人民卫生出版社联合山东省各卫生职业院校，组织山东省卫生职业教育领域教学一线及临床工作一线的优秀专家规划并编写了本套供五年制高职护理专业及三年制中职护理、助产专业使用的山东省卫生职业教育示范教材。

本套教材的特点如下：

1. 顺应需求，目标明确　本套教材根据山东省教育厅制订的"山东省中等职业学校专业教学指导方案"及"山东省职业学校五年制高等职业教育专业教学指导方案"，结合山东省卫生职业教育课程改革实践，坚持育人为本，把学生职业生涯作为出发点和落脚点，以专业培养目标为导向，以职业技能培养为根本。目标明确，融传授知识、培养能力、提高素质为一体。注重职业教育人才德能并重、知行合一和崇高职业精神的培养。

2. 坚持品质，保证质量　教材编写遵循"三基、五性、三特定"的编写原则，坚持人民卫生出版社高质量医药教材的一贯品质。教材编写形式体现项目引导为主体，学习目标以职业标准、行业规范为参照，内容选取坚持以职业能力为基础。旨在体现专业价值的同时，内容和工作岗位需求紧密衔接，并在各课程教材中加强对学生人文素质的培养。

3. "纸数融合"，特色鲜明　根据山东省教育厅加强教材与课程资源开发的要求，全套教材采用"融合教材"编写模式。通过扫描二维码的形式，实现教材内容与线上数字内容融合对接，使学习资源更加多样化、学习内容更加形象化、学习过程更加人性化、学习体验更加个性化。为学生理解、巩固知识提供了全新的途径与独特的体验，体现以学生为中心的教材开发和建设理念。

本套教材供五年制高职护理专业使用的14种，供三年制中职护理、助产专业使用的24种，将于2018年8月陆续出版，供山东全省卫生职业院校选用。

获取图书配套数字资源步骤说明

本套教材以融合教材形式出版，即融合纸书内容与数字服务的教材。每本教材均配有特色的数字内容，读者阅读纸书的同时可以通过扫描书中二维码阅读线上数字内容。

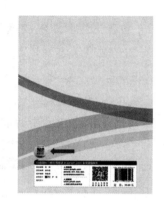

1

扫描教材封底圆形图标中的二维码，打开激活平台。

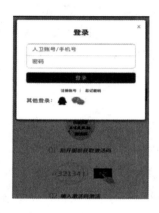

2

注册或使用已有人卫账号登录，输入刮开的激活码。

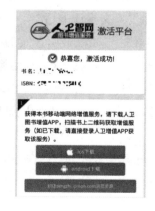

3

下载"人卫图书增值"APP，也可登录zengzhi.ipmph.com 浏览。

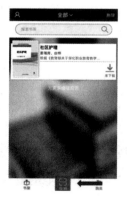

4

使用 APP"扫码"功能，扫描教材中二维码可快速查看数字内容。

山东省卫生职业教育示范教材目录

三年制中职护理、助产专业

序号	教材名称	主编		适用专业
1	医用化学基础	李世杰	刘志娟	护理、助产专业
2	解剖学与组织胚胎学基础	吴宣忠	迟玉芹	护理、助产专业
3	病理学基础	王雪梅		护理、助产专业
4	病原生物与免疫学基础	宫建玲	厉彦翠	护理、助产专业
5	生理学基础	石少婷	郭颖华	护理、助产专业
6	生物化学基础	王春梅	孙红梅	护理、助产专业
7	药物应用护理	刘浩芝	陈绍敏	护理、助产专业
8	护理学基础	宫春梓	武 超	护理、助产专业
9	健康评估	王为民		护理、助产专业
10	内科护理	战金霞	宋淑燕	护理、助产专业
11	外科护理	赵建国		护理、助产专业
12	妇产科护理	陈秀娟	王树芳	护理、助产专业
13	儿科护理	高峰泉	陈忠梅	护理、助产专业
14	五官科护理	刘连英	王 震	护理、助产专业
15	遗传与优生	刘文芳	于全勇	助产专业
16	产科学基础	姜丽英		助产专业
17	护理专业技术实训	郭 俊		护理、助产专业
18	急救护理	李士新	孙慧静	护理、助产专业
19	社区护理	姜瑞涛	台 桦	护理、助产专业
20	护理心理学基础	田仁礼	徐会池	护理、助产专业
21	老年护理	李夫艳	林悦凤	护理、助产专业
22	职业生涯规划与就业创业指导	孙晓东	赵 波	护理、助产专业
23	护理礼仪与人际沟通	王 燕	秦秀海	护理、助产专业
24	护理伦理与卫生法规	岳卫红		护理、助产专业

五年制高职护理专业

序号	教材名	姓名	适用专业
1	医用化学	项 岚 孙秀明	护理专业
2	人体解剖与组织胚胎学	陈 东 何志强	护理专业
3	生理学	彭 华 韩爱国	护理专业
4	药理学	徐 红 王志亮	护理专业
5	护理礼仪与人际沟通	袁慧玲 赵全红	护理专业
6	护理专业技术实训	侯玉华 周 敏	护理专业
7	基础护理学	邢爱红	护理专业
8	健康评估	李海波	护理专业
9	内科护理学	王海安 宫立凤	护理专业
10	外科护理学	肖华鹏 刘海霞	护理专业
11	妇产科护理学	王黎英 李 玲	护理专业
12	儿科护理学	白厚军 吴兴富	护理专业
13	中医护理学	刘 琳 郝庆芝	护理专业
14	社区护理学	李秀青	护理专业

数字内容编者名单

主　编　袁慧玲

副主编　李　青　李亚楠　崔晓燕　马　丽

编　者　（以姓氏笔画为序）

马　丽　烟台护士学校

马会娟　聊城职业技术学院

古秋霞　日照卫生学校

刘文利　临沂卫生学校

李　青　临沂卫生学校

李　莉　泰山护理职业学院

李亚楠　烟台护士学校

吴　倩　皖北卫生职业学院

张　晓　菏泽家政职业学院

赵全红　烟台护士学校

袁慧玲　菏泽家政职业学院

郭　丽　菏泽卫生学校

崔晓燕　菏泽家政职业学院

前　言

　　随着医学科学的发展、医院行业的竞争、医学模式的转变，促进形成了一系列先进的护理方法的应用。其一，现代护理注重人文关怀，护理模式也转变为以"整体人的健康为中心"的系统化整体护理模式。服务内容上，把生理护理、心理护理、社会护理作为一个整体；服务范围上，把医院内的治疗服务和医院外的放、治、保、教作为一个整体。其二，现代护理讲究"三分治疗、七分护理"，护士阳光文雅的身姿、轻盈适度的步伐、真诚亲切的微笑、体贴温暖的语言，使病人及家属在第一时间产生亲切感、信任感，对于恢复病人的身心健康产生积极影响。其三，由于病人对医院的医疗水平和服务质量要求越来越高，医院对护士的选拔标准也随之提高，护士职业素养贯穿于护理操作、护理程序、护理管理、护理服务、护理质量的全过程。因此，护生不仅要具备扎实的专业知识，还需要不断提高自身礼仪修养，护理工作环境中多边的人际关系及敏感的医患关系，都要求护士必须具备处理人际关系的能力和艺术。

　　本教材紧密联系护理工作实际，根据服务对象的需求、护士执业资格考试的要求，强调对知识、技能的掌握及对护理对象的关爱和照顾。旨在通过学习培训，帮助护生掌握岗位必需的礼仪修养和沟通技巧，成为身心健康、个性完善的白衣天使。

　　本次编写中，编者参阅了大量的文献资料和相关书籍，以求内容翔实新颖，重难点突出，实训操作性强、效果好。全书共有七章，包括护理礼仪与人际沟通概论、塑造护士专业得体的职业形象、护士规范的工作举止礼仪、搭建护士文明和谐的沟通桥梁、创建护士和谐仁爱的社交环境、实现护生到护士的完美蜕变、广涉多元文化背景下的护理礼仪与沟通。将护理日常工作中的仪容仪表、言行举止、沟通技巧等规范要求和表现形式以图文并茂的形式生动展现，贴近护生生活、临床工作实际以及病人心理需求。每章列出本章的学习目标、难点重点、知识链接，并配备练习活动、案例演练、思考与练习题，同时增加了富媒体内容，运用信息化教学手段和学习方式，方便学生阅读，帮助学生多途径、多角度去自主认识问题、分析问题、解决问题。

　　鉴于编者水平有限，疏漏和不足之处在所难免，敬请护理同仁、广大师生谅察并给予指正，以期日臻完善。在此谨表深深的谢意！

袁慧玲　赵全红

2019 年 12 月

教学大纲

目　录

第一章 | 护理礼仪与人际沟通概论

ER-1-1 护理礼仪
与人际沟通概论
（课件）

学习目标

1. 掌握礼仪及护理礼仪与人际沟通的定义、作用；礼仪的基本原则；护理人际沟通的基本方法和正确使用护理操作常用语。
2. 熟悉护理礼仪与人际沟通的基本内容；护理人际沟通和人际关系以及治疗性沟通概述。
3. 了解护理礼仪与人际沟通的学习方法和意义。
4. 学会在护理工作中将护理礼仪与人际沟通融会贯通并熟练运用。
5. 具有提升护理职业礼仪素养的意识，增强护理人际沟通能力的培养。

第一节　护理与礼仪

◎ 案例

一次，孔子问其身边侍坐的曾子："先代道圣贤之王有至高无上的德行，精要奥妙的理论，使天下人心归顺、和睦相处，君王和臣民间无不满和怨恨，你知道是为什么吗？"曾子听到老师的问话，立刻从坐席上站起来，走到席子外恭恭敬敬地回答道："学生愚钝，不知其中道理，还请老师指教。""曾子避席"体现出的尊师重礼的美德至今仍为世人称颂。曾子一生积极致力于儒家思想的传播，其修齐治平的政治观，内省、慎独的修养观，以孝为本的孝道观影响中国两千多年。

◎ 请问

1. 什么是礼仪？其产生和发展历程如何？
2. 礼仪在我国漫长历史进程中扮演了什么角色？
3. 为什么要习礼、知礼、行礼，意义何在？

荀子曰："人无礼则不生，事无礼则不成，国无礼则不宁"。礼既是立身之本，又是治国之策。对于个人来说，礼仪既是外显行为规范，又是内在精神气质；对于国家来说，礼仪是国家社会风气的现实反应，是民族精神文明程度和道德风尚的重要标志。在医疗护理服务行业中，良好的护理礼仪对于广大病人来说无疑是一剂疗效极佳的良药，对提高医疗护理服务质量起到至关重要的作用。随着现代医学整体护理模式的转变，"以病人为中心"的医疗护理改革正不断深化，高质量的医疗护理服务必须有高素质的医护人员来匹配。这就要求护理工作者除具备广博的文化基础知识、精深的专业技能外，还必须要有良好的人文道德修养，礼仪即是这种道德素养的重要载体。

一、礼仪概述

（一）礼仪的概念

与礼相关的词语主要有三个，即礼貌、礼节、礼仪。人们在大多数情况下会将三者视为一体并混合使用，但从内涵来看，三者并不能混为一谈，它们之间既有区别，又密切联系。

1. 礼貌　指在人们社会交往过程中，通过语言、动作向交往对象表示谦虚和恭敬的行为。它侧重于表现人的品质与素养，如日常见面问候。

2. 礼节　指人们在交际过程中表示相互尊重、友好的惯用形式，如鞠躬、敬礼、献花等礼节，实际是礼貌的具体表现方式。礼节与礼貌的关系是：没有礼节，就无从谈礼貌；有了礼貌，就必然有礼节相伴随。

3. 礼仪　是对礼节和仪式的统称，是指人们在日常生活和社会交往中，为表示尊重和敬意、保持社会正常秩序所应遵循的生活社交规范和基本道德准则。

重点考点：礼仪的概念

4. 三者的关系　礼貌是礼仪的基础，礼节是礼仪的基本组成部分。因此，礼仪在层次上要高于礼貌和礼节，其内涵更深更广。礼仪实际上是由一系列具体的、表现礼貌的礼节所构成。从本质上讲，三者所表现的都是对人的尊敬与友善。

我国自古被誉为礼仪之邦，几千年的礼仪文化经历了从无到有、从零散到完整的渐进过程。传统礼仪文化几乎渗透于我国古代社会的各个方面。"以史为鉴，可以知兴替"，我们要了解礼仪文化的发展历程，认识每一阶段的发展特征，吸收传统礼仪文化中的精华，古为今用，重建适应新时代社会发展需求的现代礼仪。

（二）礼仪的起源

礼仪作为一种文化现象，起源于人类产生之初的原始社会，伴随着人类交往活动和原始宗教的形成而产生。促成其产生的因素主要有：

1. 协调人类主观矛盾的需要　原始社会生产力水平极为低下，为了生存和发展，在与大自然抗争中，人与人之间必须进行交往、协作，于是出现了群居形态。在人们相处过程中，为了妥善处理群体的内部关系，人与人之间逐步形成一系列"人伦秩序"，此即为最初的礼仪，"男女有别"、"尊卑有序"等礼仪观念日趋明确，礼仪即是为维系自然"人伦秩序"的需要而产生。

2. 维系人与环境和谐关系的需要　人类需要不断满足欲望来实现自身的发展，但在满足自身欲望的过程中，人的行为会不断地与环境产生冲突，人的欲望若不加以节制，就会给环境带来灾难。因此，儒家学者认为，礼是人的本性以及本性与环境矛盾的产物。要克制人的本能欲望，使人与环境和谐发展就需要礼仪来规范和约束人的行为，正所谓"止欲制乱"而生礼，也才有了孔子所说的"克己复礼""克己而爱人"，以此来促进人与环境的和谐发展。

3. 人类向自然表达敬意的需要　原始社会，人们认知世界的能力极为有限，对千变万化的自然现象无法做出科学解释，人们认为一切成败皆神灵使然，如照耀大地的太阳、月亮是神，滔滔奔腾的江河里有河神，耸立巍峨的高山中有山神，呼啸的风也是神……人类为表达对神、自然力的恐惧、敬畏和崇拜，逐步形成日益纷繁的祭祀活动，这即是最初的祭祀之礼。随着对自然和社会各种关系认识的逐步深入，人类将原始祭祀之礼扩展到社会各个领域，以便满足人类日益发展的精神需求，调节日益复杂的现实关系。

（三）礼仪的发展

从礼仪发展的历史脉络看，礼仪由形成到发展，由衰落到复兴，一直占据中国传统文化的核心地位，其发展过程跌宕起伏。

1. 礼仪起源阶段　原始社会是中国礼仪的萌芽阶段。在原始社会历史活动中，人类已经逐渐开化。原始社会中晚期（约旧石器时代）出现了礼仪萌芽，北京周口店山顶洞人已经会简单地装饰自己，并为去世的族人举行原始宗教仪式，敬拜鬼神。新石器时代晚期，人际交往、民间交往的礼仪已初步形成。这一时期的礼仪庄严而虔诚，还不具有阶级性。

2. 礼仪形成阶段　奴隶社会是中国礼仪的形成阶段。夏、商、周三代进入奴隶社会时期，这一时期，统治阶级为了巩固统治地位，把原始宗教礼仪发展成符合奴隶社会政治需要的礼制，"礼"被打上了阶级烙印。这一阶段形成并完善了国家相关的礼仪制度，如"五礼"（即吉礼、凶礼、宾礼、军礼、嘉礼）。在商代时已有较完备的礼制，周人将其扩充用来规范社会，约束人们的行为举止、精神情操；又如周代时，我国古代最早、最重要的礼仪著作"三礼"（《周礼》《仪礼》《礼记》）的出现，标志着我国的古代礼仪正式形成。

3. 礼仪发展阶段　封建社会是中国礼仪的发展阶段。这一时期的礼仪特点是被打上了深刻的封建等级制度的烙印。春秋战国时期，以孔子、孟子、荀子等为代表的儒家学者对礼教进行了研究和发展，对礼仪的起源、本质和功能进行了系统阐述，第一次在理论上全面而深刻地论述了社会等级秩序的划分，使礼仪适应了新的封建等级制度的需求。秦王嬴政统一六国后，建立起中国历史上第一个封建专制主义中央集权制国家，促使封建礼仪逐步融合。西汉汉武帝时期，董仲舒将儒家礼仪概括为"三纲五常"，提倡"罢黜百家，独尊儒术"，使儒家礼教成为定制。宋朝礼制进入了"家礼"盛行阶段，提出了"三从四德"的家庭礼仪标准。明朝末年，满族入关后，清统治者也逐渐接受了汉族的礼制，使礼仪更加烦琐复杂。

在我国长达2000多年的封建社会里，礼仪逐渐演变成为妨碍个性自由发展、阻碍人类平等交往、禁锢思想自由的精神枷锁。封建社会礼制构成了中华传统礼仪的主体。

知识链接

"三纲五常"——"三纲"即君为臣纲，父为子纲，夫为妻纲；"五常"即仁、义、礼、智、信。

"三从四德"——"三从"即在家从父，出嫁从夫，夫死从子；"四德"即妇德，一切言行都要符合忠、孝、节、义；妇言，说话要小心谨慎；妇容，容貌服饰要整齐美观；妇功，要把侍奉公婆和丈夫作为最重要的事情来做。

4. 礼仪变革阶段　近代社会是中国礼仪的变革阶段。清末，政治腐败，民不聊生，封建礼仪日趋衰落。同时，由于西方列强入侵，将中国大门打开，西方礼仪文化随之传入中国，开始出现了中西方礼仪大杂烩局面。从辛亥革命开始，我国礼仪进入了古代礼仪向现代礼仪大变革的历史时期。孙中山先生组建中华民国政府，推崇民主和平等自由，人人平等取代了"尊卑有序"的封建等级制度。特别是当时推行的"破旧立新、移风易俗、普及教育"的改革更是推动了现代礼仪的发展，谱写了现代礼仪的新篇章。

5. 礼仪全新阶段　新中国成立标志着中国礼仪发展进入全新阶段。1949～1966年，中国礼仪摒弃了昔日"神权天命"及"三从四德"等封建礼制的严重束缚，确立了平等合作互助的新型同志式社会关系，并继承和发扬了尊老爱幼、以诚待人、先人后己、礼尚往来等传统礼仪中符合时代要求的优秀精华，同时又超越传统礼仪局限，接受了国际上一些通用的现代礼仪形式，使具有中国特色的新礼仪观念得到传播和推广。

1966～1976年的"十年动乱"，使礼仪遭遇了一场"浩劫"，一些优秀的传统礼仪被当成"四旧和小资"，受到摧残并被扫进垃圾堆，社会风气逆转。

1977年至今，中国礼仪进入再度复兴的发展新高潮。"五讲四美三热爱"活动的推行，各行各业职业礼仪培训、礼仪教育日趋红火。一批涉及礼仪的报刊和图书应运而生，随着国际交往的增多，礼仪从内容到形式都发生了很大的变革，中国礼仪进入了全新发展阶段。

随着改革开放步伐的加快，国际交往日益频繁，中西方礼仪文化在不断融合的同时，其差异也越发显露，这些差异带来的影响不容忽视，只有充分了解中西方礼仪文化的特点，做到"和而不同"，尊重差异，才能更好地发挥礼仪在国际交往中的重要作用。

ER-1-2　中国与西方礼仪文化的差异（课件）

二、礼仪的原则和作用

（一）礼仪的原则

礼仪的基本原则是护士处理各种人际关系的指导思想和出发点，掌握这些原则有助于护士更好地学习和使用礼仪。

1. 遵守的原则　在社会交往中，任何人都必须自觉承担遵守和行使礼仪的义务，在社会活动中自觉遵守和维护礼仪规则，用礼仪去规范自己的言行。否则就会受到公众谴责，社会交往就难以成功。

2. 自律的原则　总体来看，礼仪是由对待个人的要求与对待他人的做法两部分组成，而对待个人的要求是礼仪的基础和出发点。礼仪必须靠每个人自觉、自律、自省来实现，这就是礼仪的自律原则。在此基础上更强调的是律己的美德，子曰："己所不欲，勿施于人"，即在要求他人树立公共道德观念、规范行为准则的同时，首先要求自己做到慎独、克己，自觉地按照礼仪规范行事，自觉地遵守信约，以礼待人。

3. 尊重的原则　尊重是人际交往的情感基础，也是对他人抱有的美好期望。《礼记》云："夫礼者，自卑而尊人。"人们在社会交往中，应把对交往对象的重视、友好、恭敬放在首位。我们应"常存敬人之心，施敬人之行"，给对方以足够的尊重，不损伤对方的人格和尊严，才能实现人际交往的良好沟通。

4. 宽容的原则　《礼记》倡导君子应慎静而尚宽，宽容的原则要求人们在人际交往中运用礼仪应有容乃大，既要严于律己，更要宽以待人。由于每个人的思想、观念、品格及看待事物的角度、认识水平是有差异的，因此，我们不能求全责备，过分苛求，而应多包容理解他人，多换位思考，正所谓"得饶人处且饶人"。

5. 平等的原则　在运用礼仪时可以因人而异，对不同的人选择不同行礼方式，但在尊重他人、以礼相待的礼仪核心点上，对任何交往对象都需一视同仁，给予同等程度的礼遇。对任何人都不可以貌取人，不论身份高低、职务大小、财富多少，都不可厚此薄彼，区别对待,这即是礼仪的平等原则的基本要求。

6. 从俗的原则　由于国情、民族、文化背景的差异,在人际交往中确实存在着"十里不同风,百里不同俗"的现象,我们需要正确认识这一客观现实,尽可能做到入国问禁、入乡随俗、入门问讳,与大多数人的习惯做法保持一致,这也是对大家的尊重。切勿以自我为中心,自以为是,唯我独尊。要做到求同存异,尊重差异。

7. 真诚的原则　真诚是做人的立身之本,是与人相处的基本态度,需要做到内在道德修养与外在行为举止的和谐统一。礼仪中真诚的原则要求人们在相处时,不仅要仪容、仪表端庄秀美,更要以礼相待,以诚相待,言行一致,表里如一。只有这样,在人际交往中行使礼仪时所要表达的尊敬与友好,才会被对方更好地理解和接受,也同样会赢得他人的尊重和礼遇。缺乏真诚和善美之心的人,无论他打扮得多么光鲜亮丽、礼仪方面做得多么规范到位,最终也难以得到别人的信任和尊重。

8. 适度的原则　适度原则是要求人们在应用礼仪时,要依据工作场合和交往对象的不同,选择合适的交往技巧及礼仪规范,努力做到把握分寸,运用得体。凡事过犹不及,在行使礼仪时,如果做不到位或做过头,都不能正确表达敬人之意。遵循适度的原则首先要注意情感适度,在与人交往时,既要热情大方又不能轻浮忘形,既要彬彬有礼又不能低三下四、阿谀奉承;在举止上,要稳重大方、优雅得体而不能夸张做作;在谈吐上,应根据谈话对象选择合适的语速、语调及谈话内容与方式。礼仪运用要想做到恰如其分、恰到好处,必须要勤学多练,积极实践才可实现。

9. 沟通的原则　在人际交往中,人与人之间接触后才会有彼此间的了解,了解后才更容易交流,交流后才会实现沟通,沟通后双方才能有效互动。因此,沟通架起了人与人之间交往的互动之桥。现代礼仪中的沟通原则要求人们在人际交往中,既要了解对方,更要被对方所了解,这样才能实现彼此的尊重,实现有效的沟通。

10. 互动的原则　互动原则要求人们在交往中努力做到"以对方为中心",要换位思考,善解人意,善于体谅对方的感受。不可无条件地"以自我为中心",更不可凡事自以为是。人际交往要取得成功,在行使礼仪时就必须遵守互动原则。

（二）礼仪的作用

礼仪之所以被重视提倡,主要是因为它具有既利于个人,又利于社会的重要作用。

1. 有助于提高人的内在素养和文明程度　在人际交往中,礼仪往往是衡量人的文明程度的准绳。礼仪的运用不仅可以体现人的交际技巧与应变能力,还可反映出人的气质风度、道德情操、阅历见识及精神风貌。换言之,通过对礼仪的运用程度,可以察知一个人素养的高低、道德的水准和文明的程度。因此,学礼、知礼、行礼有助于提高人的内在素养与文明程度。

2. 有助于人们美化自身、美化生活　礼仪对于个人形象的修饰有着详尽的规范,学习礼仪、运用礼仪可以帮助人们更规范地修饰和维护个人形象,从而更充分地展示良好的素养与优雅的风度,实现礼仪美化自身的作用。当人们在社会交往中都重视美化自身,彼此都以礼相待时,人际关系将更加和睦,生活将更加温馨,这即是礼仪的美化生活的作用。

3. 有助于人们实现有效沟通,促进社会交往　礼仪行为的信息性很强,每一种都可向对方传递出一种甚至多种信息。美好的形象、热情的问候、优雅的举止、文雅的谈吐等礼仪行为,可以使交往对象彼此建立起好感与信任感,激发起沟通欲望,促成交流的成功与范围的扩大,进而造就和谐、完美的人际关系,促进社会交往。

4. 有助于净化社会风气,促进精神文明建设　礼仪作为一种行为规范与道德准则,对人们的行为有很强的约束力。在维护社会秩序方面,礼仪有着法律不能匹敌的作用。礼仪水准反映国民素质,国民素质体现国家形象,古人云:"礼义廉耻,国之四维",礼被列为立国的精神要素之本。因此,在全方位推进社会主义精神文明建设的今天,必须充分重视礼仪的作用。实现全民学礼、知礼、行礼,促成"建成富强民主文明和谐美丽的社会主义现代化强国"目标的顺利实现。

三、护理礼仪

(一)护理礼仪的概念与特征

1. 护理礼仪的概念　护理礼仪属职业礼仪范畴,是指护士在职业工作中所应遵循的行为规范和道德准则,是护士的综合素质和良好职业形象的重要体现。护理礼仪不但继承了礼仪文化的精髓,融合了护理学科的主干知识,而且汲取了美学、社会学、伦理学、传播学等相关学科的精华及外来文化的营养,而逐步形成并发展成为一种具有护理学特色的职业礼仪。

2. 护理礼仪的特征　护理礼仪作为职业礼仪,有其自身独具的特征。

(1)规范性:礼仪是人们在社交场合必须遵守的行为规范和道德准则,这种规范性约束着护士在人际交往过程中的形象、言谈、举止都要合乎礼仪规范。在待人接物、律己敬人等方面都必须遵循护理职业标准和行为规范,这是护理礼仪规范性的具体体现。

重点考点:
护理礼仪的概念与特征

(2)强制性:护士在为病人提供的护理服务是由一系列专业性很强的护理操作技术组成,在这些操作实施的过程中,礼仪可以通过护士的言谈举止体现出来,其目的是为了更好地满足病人生理与心理的需求,提高整体护理服务质量。护士的每一项护理技术都要在相关法律和医院规章制度的基础上进行,都要遵循严格的护理操作规范,不可随意操作。因此,护士在工作中必须严格约束自己,纠正不准确、不规范的语言和行为,为病人提供高质量的护理服务。

(3)可行性:护理礼仪并不是纸上谈兵,它详细具体地规定了护士在工作中的仪容、仪表、仪态、语言及操作过程中的要求。具有规则简明、便于操作、切实有效、实用可行的特点,易于护士学习和掌握,可广泛应用于护士日常护理工作中。

(4)限定性:礼仪的行使因人、因环境而异。护理礼仪的行使需要具备特定的主体、客体、媒体和环境,否则未必适用。当护士所处场合、具有的身份、所面对的交往对象不同时,所施行的礼仪也不尽相同。例如在病房面对病人和家属时,在护士站面对同事时,在办公室面对医生时都需要行使不同的礼仪,灵活处理各种人际关系。

(二)护理礼仪的实施条件

1. 护理礼仪的基本要素　护理礼仪的实施需要具备四项要素:主体、客体、媒体和环境。

(1)护理礼仪主体:是指护理礼仪活动的操作者和实施者,既可以是个人,也可以是组织。在日常护理工作中如治疗、生活护理等,通常进行一些规模小且简单的护理礼仪活动,以护士个人形象美展现在病人面前,主体就是护士个人;当护理礼仪活动规模较大且较为复杂时,如病人健康宣传教育活动,病人及家属征求意见座谈会等,礼仪主体通常就是组织,即护理班组或全科护士,这就要求展现全体护士的美好风貌。

(2)护理礼仪客体:是指护理礼仪活动的具体指向者和承受者。护理礼仪客体可以是人，也可以是物；可以是有形的，也可以是无形的。护理礼仪的客体通常是病人，对其应当礼貌周到；当病人外出检查、活动时，护理单元的器物也同样是护士的礼仪客体，对其应当爱惜保护；当护士不在实施护理工作时，其礼仪客体就是无形的，即护士个人仪态美的展现。

（3）护理礼仪媒体：是指礼仪活动所依托的媒介。护理礼仪媒体可以是人体礼仪媒体，如护士本人；物体礼仪媒体，例如水果、鲜花；事体礼仪媒体，如语言动作，仪式礼仪媒体，如聚会、招待会等。在施行护理礼仪活动时，不同的礼仪媒体往往相互配合使用，以达到最佳使用效果。

（4）护理礼仪环境：是指护理礼仪活动得以施行的特定时空条件。护理礼仪的实施需要具有医院护理活动特定的时间、空间条件（如门诊、病区等），如果失去了这些条件和医院这样一个特定环境，护理礼仪则无法进行。

2. 护理礼仪四要素之间的关系　护士（主体）在对病人（客体）实施护理礼仪操作时，必须依托一定的护理礼仪媒介，在医院这个特定的环境里，护理礼仪活动才能得以实行。如果没有病人，护患间的礼仪也就不存在。同样，失去了医院这个特定的护理礼仪环境或不使用护理礼仪媒体，护理礼仪也无法进行，也就不能称之为护理礼仪。因此，护理礼仪四要素之间是互相依存、相互协作、相互配合的，在一定条件下又可以相互转化。

（三）护理礼仪的学科特点

护理礼仪属于护理专业人文应用学科，具有下列特点：

1. 实践操作性　护理礼仪实用性强，便于操作，被护理人员广泛运用于临床护理工作中，得到护患双方普遍认可。

2. 广泛综合性　护理礼仪作为研究护士人际关系和交往行为规范的一门学科，它依附于护理工作而产生发展且不断完善，具有其独特性。此外，它还广泛吸收融合了其他学科的内容，除了基本的护理知识和基本的礼仪知识之外，还涉及法学、心理学、社会学、伦理学、民俗学、美学等学科的相关知识。因此，护士除了要学习掌握这些广博的知识外，还要将它们融为一体，综合运用于护理服务工作中。

3. 服务艺术性　护理工作具有很强的艺术性，护理礼仪可将护理活动导向最大的成功，可使病人身心康复达到最佳状态。在护理服务工作中，护士要根据不同类型的病人，或者同一病人不同时期的需求，灵活运用护理礼仪，要富有艺术性地处理临床护理问题。为病人提供护理服务时，既要热情活泼、平易近人，又要庄重高雅、富于美感。

4. 职业从属性　护理礼仪主要适用于护士所工作的场合，如医院，其职业从属性主要表现在两个方面：一是护理礼仪服务于护理职业，是护理工作的最大附加值；二是护理礼仪与其他护理操作技术一样，是护理人员对病人及家属最直接、最有效的服务方式和手段，可以提高医疗护理服务质量，提高病人满意度。

5. 时代创新性　护理礼仪不可脱离时代，脱离现实，必须不断推陈出新，与时代同步发展。护理礼仪需要渗透到护理工作的方方面面。随着人们对护理服务质量要求的不断提高，护理礼仪也将在不断创新中发挥更大的作用，以适应我国社会的新常态以及迅猛发展的"互联网＋护理"模式。

（四）护理礼仪修养的重要性

随着社会的进步，经济的发展，医疗模式已随之发生转变，人们对健康的需求和医疗服务质量的要求越来越高。护理礼仪已成为医院文化建设的重要内容。作为一名护士，不仅要具备扎实的专业知识和精湛的操作技能,还需要具有良好的人文道德修养。因此,护士学礼、知礼、行礼,具备良好的职业素养和道德修养,以适应医疗卫生事业发展的客观需要。

1. 有助于增进护患关系,营造和谐环境　护士在工作场所的衣着服饰、言谈举止不仅仅是个人行为,而是直接关系到医院的整体形象,关系到社会对护士职业的评价,进而影响护士在社会中的地位。护理礼仪既可以体现护士对病人的尊重,也是获得病人尊重的重要途径。护士的职业形象会对病人的生理、心理产生直接或间接的影响,从而影响护理效果。护士良好的职业素养和礼仪风范是顺利开展护理工作的基础,也是和谐护患关系的桥梁。

2. 有助于提升职业形象,提高护理质量　护理礼仪是护士塑造职业形象的有效方式,包括整洁的仪容、得体的服饰、优雅的举止、文明的言谈及规范的职业行为等,都可以给病人和家属留下良好的印象,提高他们的满意度和对医院整体服务质量的评价。同时,护理礼仪还可以强化护士的护理行为效果,提高护理工作的科学性,更好地满足病人的心理需求,促进身体康复,在无形中也提高了工作效率。

护士需要将护理礼仪贯穿临床护理服务工作的始终,为服务对象提供优质的整体护理服务,不仅可以提升自身的综合素质,提高护理服务质量,还可以避免护患冲突的发生,建立起和谐的人际关系。

知识链接

明·裴一中《言医·序》中说:"学不贯今古,识不通天人,才不近仙,心不近佛者,宁耕田织布取衣食耳,断不可作医以误世! 医,故神圣之业,非后世读书未成,生计未就,择术而居之具也。是必慧有夙因,念有专习,穷致天人之理,精思竭虑于古今之书,而后可言医。"

第二节　护理与人际沟通

◎ 案例

王女士,45 岁,某中学教师,因肠道肿瘤入院治疗。护士小张将病人带入病房,告诉病人医院开饭、就寝及家属探视时间后便转身离去。王女士呆呆地坐在病床上,看着临床一位刚做完手术正痛苦呻吟的病人,她感觉一片茫然,猜想着自己的病该如何治疗? 医生什么时候来为她做检查? 那位护士是谁? 负什么责任……一系列的疑问让王女士感觉心烦意乱,不知该如何度过接下来的住院时间。

◎ 请问

1. 王女士为什么会出现这些疑问?

2. 护士在与病人沟通过程中犯了什么错误?

3. 人际沟通在护理工作中具有哪些功能?

当代著名哲学家理查德•麦基翁认为："未来的历史学家在记载我们这代人的言行的时候，恐怕难免会发现我们时代沟通的盛况，并将它置于历史的显著地位。其实沟通并不是当代新发现的问题，而是现在流行的一种思维方式和分析方法，我们时常用它来解释一切问题。"这段话以精辟的视角展现了沟通在当代的状况和地位。沟通存在于人们生活的每一个阶段和方面，婴儿不会说话，只会用微笑、哭闹来向母亲表达要求和情感；面试者需要通过有效沟通找到满意的工作。此外，沟通的频度、广度的下降会影响人的安全感和智力发展。沟通在人们生活中如此重要，所以我们必须要了解人际沟通，弄清它的含义、特点、功能、必要条件和影响因素等问题。

一、人际沟通概述

（一）人际沟通的概念

人际沟通简称沟通，是指社会中人与人之间的联系过程，即人与人之间传递信息、沟通思想和交流情感的过程。假设甲和乙是进行人际沟通的双方，甲发出一个信息给乙，甲就是沟通的主体，乙则是沟通的客体；乙收到甲的信息后

> 重点考点：
> 人际沟通的概念

也会发出一个信息（反馈信息）给甲，此时乙就变成了沟通的主体，而甲则变成了沟通的客体。由此可见，在人际沟通过程中，沟通的双方互为沟通的主体和客体。

有时，乙接到甲的信息后，可能不会发出反馈信息。那些有反馈信息的人际沟通，常被称为双向沟通，如两个人之间进行对话；而只有一方发出信息，而另一方没有反馈信息的人际沟通，则被称为单向沟通，如电视台播音员和观众之间的沟通。

1．人际沟通是一种历程，在一段时间之内，是采取有目的的方式进行一系列的行为。与亲人的饭后闲聊，或与好友千里一线牵的电话聊天，甚至使用网络在聊天室里与网友们对谈都是一种人际沟通的方式。而每一个沟通都有目的，或表达思念，或咨询问题，或闲来打发时间。

2．人际沟通是一种有意义的沟通历程。沟通的过程中，其内容表现出的是"什么"，其意图所传达的是理由是"为何"，以及其重要性的价值对应出此沟通"有多重要"。

3．双方在沟通历程中表现的是一种互动，在沟通的过程当时以及沟通之后所产生的意义都要负有责任存在。在尚未沟通之前，不能先预测沟通互动后的结果，如小孩跟父母开口要钱，说"我没有钱了，能不能给我一千元当零用钱？"此时在还未造成互动前，不能知晓结果为何。可能是 yes，也可能是 no，而且 yes 或 no 的结果又存在着许多语气态度的差别。

（二）人际沟通的功能

学者们对于人际沟通的功能看法不一，我们综合各家的论述，认为人际沟通的功能可以归纳为以下三个方面：

1．协调作用　人际沟通的协调作用体现在两个方面：其一是协调情感，即人际沟通可以使沟通者心理得到某些满足；其二是协调动作，即沟通者从沟通的信息中自动调节自己的行为。如果一个团队中人与人之间沟通阻塞，那么成员间的隔阂、误会、矛盾就会骤然上升。一旦这些阻塞被排除，沟通畅通了，那么隔阂、误会、矛盾就会逐渐消失。因此，人际沟通有利于提供信息，增进了解，起到提高情绪、增强团结、调整行为的作用，也即协调作用。

但是,前苏联社会心理学家彼得罗夫斯基注意到,并非所有的人际沟通都能起协调作用,有时候人际沟通也可以起破坏作用,如某人打了别人一个耳光,或骂了一句难听的话,双方关系能协调吗?

2. 保健作用　人际沟通是人类特有的需求。如果人的这种需求得不到满足,就会影响个人的身心健康。因此,人际沟通是个体生活中不能缺少的行为。保持人与人之间充分的思想和情感的交流,保持实现沟通行为所必需的条件,是保证个人心理健康成长所必需的,这就是沟通的保健功能。

人际沟通对老年人来说,更是不可忽视的动力源泉之一。如果老人之间缺乏信息的传递,个人就会感到空虚、抑郁,还会促使脑细胞萎缩。美国心理学家摩根对纽约州退休老人作调查发现,凡是在人际关系方面保持较多来往并较为协调的老人,比那种很少与人往来的老人更有幸福感,而后一种老人更多地体验到的是悲伤感和孤独感。为此,许多国家建立了各种老年中心、老人俱乐部等机构,以增进老年人之间的信息传递。

3. 形成和发展社会心理的作用　人的社会心理正是在与他人进行沟通的过程中,逐渐形成和发展起来的。社会心理现象主要包括个体在社会、群体和他人的影响下心理发展变化的规律,个人对群体、群体对个人的相互影响和心理效应,以及群体间的相互影响和作用,而这些心理现象和规律又无一不是以交流信息为前提的。例如,社会态度的变化依赖于信息交流,群体的构成和维系离不开人际沟通,领导行为取决于沟通信息量的多寡,权力模式和决策过程也依赖于信息交流。由此可见,没有人际的信息交流,就没有社会心理的产生。这在一定程度上也说明了为什么有的学者把人际沟通视为社会心理学这一学科的整个问题系统的逻辑中心。

(三)人际沟通的类型

1. 言语沟通　语言是一定社会约定俗成的符号系统。人们运用语言符号进行信息交流,传递思想、情感、观念和态度,达到沟通目的的过程,叫做言语沟通。言语沟通是人际沟通中最重要的一种形式,大多数的信息编码都是通过语言进行的。言语沟通分为口语沟通和书面言语沟通。

在面对面的人际沟通中,人们多数采用口头言语沟通的方式,例如,会谈、讨论、演讲以及对话等。口头言语沟通可以直接、及时地交流信息、沟通意见。这个过程取决于由"说"和"听"构成的言语沟通情境,说者在沟通过程中积极地对信息进行编码,然后输出信息。同时,听者也要积极地思考说者提供的信息,进行信息译码,从而理解信息源所发送的信息,将它们储存起来并对信息源做出反应。

在间接沟通过程中,书面言语用得比较多。书面言语沟通不受时空条件的限制,还有机会修正内容,并且便于保留,所以沟通的信息不容易造成失误,沟通的准确性和持久性都较高。同时,由于人们通过阅读接受信息的速度通常高于通过听讲接受信息的速度,因而在单位时间里的书面言语沟通的效率会较高。但是,书面言语沟通往往缺乏信息提供者的背景资料,所以对目标的影响力不如口头言语沟通的高。

2. 非言语沟通　主要指说和写(语言)之外的信息传递,包括手势、姿态、音调、身体空间和表情等。非言语沟通与言语沟通在效果上是互相补充的。有人认为,在人所获得的信息总量中,语词只占了7%,声音占了38%,而来自于身体语言,主要是面部语言的信息大约占了55%左右。

言语与非言语信息并不一定是一致的，有时它们是矛盾的，所以要想知道哪个消息是"真的"是很难的。一般来说，人们能够很好地掌握信息的言语内容，但对非言语渠道的信息内容的掌握有一定难度。例如，撒谎就可以通过非言语线索加以伪装。因此，要想了解对社会敏感观点的潜在态度，的确需要学会分析非言语线索。非言语渠道倾向于强调情感和形象状态的交流，以及它们对双方谈话信息的整合。

（四）人际沟通的特征

1. **目的性**　人与人沟通时，有其目的性存在。比如你迷路了，想开口问路，希望能够因此而获得帮助，不论你问的是谁，警察或是小孩，不论你的语气是和缓或着急，均有一个你所要设法求得的目的性存在，就是你想知道你身处何

重点考点：
人际沟通的特征

方，如何找到你要走的路。在人际沟通中，沟通双方都有各自的动机、目的和立场，都设想和判定自己发出的信息会得到什么样的反馈。而双方的动机、目的和立场可能相同也可能不同，因此，沟通的双方在沟通过程中发生的不是简单的信息互动，而是信息的积极交流和理解。

2. **象征性**　沟通可能是语言性也可能是非语言性，如面部表情能够表现出你的非语言沟通，或者用文字沟通，如书信或文章文摘等，能够传达出其表征的涵意，均有一种象征性的作用。例如吵架，可以有破口大骂这种非理性沟通方式，也可以冷战不说话，但彼此双方都能够明白对方所表达出的意思。人际沟通借助语言和非语言两类符号，这两类符号往往被同时使用。二者可能一致，也可能矛盾。

3. **关系性**　指在任何的沟通中，人们不只是分享内容意义，也显示彼此间的关系。在互动中涉及关系中的两个层面，一是呈现于关系中的情感，二是人际沟通中的关系本质在于界定谁是主控者。而关系的控制层面有互补的也有对称的。在互补关系中，一人让另一人决定谁的权力较大，所以一人的沟通讯息可能是支配性的，而另一人的讯息则是接受这个支配性。在对称关系中，人们不同意有谁能居于控制的地位，当一人表示要控制时，另一人将挑战他的控制权以确保自己的权力。或者是一人放弃权力而另一人也不愿承担责任。互补关系比对称关系较少发生公然的冲突，但是在对称关系中，权力较可能均等。

4. **互动性**　人际沟通是一种动态系统，沟通的双方都处于不断的互动即相互作用中，刺激与反应互为因果，例如乙的言语是对甲的言语的反应，同时也是对甲的刺激。我们把人际沟通定义为产生意义的互动过程。人际沟通是互动的，因为意义发生于两位参与者之间的原始讯息和对讯息的反应。沟通历程发生于不同的人之间讯息的传递和接收，此历程透过会被噪声干扰的知觉管道来进行。要形成一个良性的双向互动沟通，必须包含三个行为，即说的行为、听的行为、问的行为。一个有效的互动沟通技巧就是由这三种行为组成的。换句话说，考核一个人是否具备互动沟通技巧的时候，看他这三种行为是否都出现，以及三种行为分别出现的频率。

5. **可塑性**　长久以来人们认为人际关系好像是自然的、与生俱来的能力，所以常常忽视沟通形态与技巧。甚至把一些沟通技巧或态度上的错误认为"这是天生的，无法改变的"，不曾尝试去改变自己的错误沟通态度。但其实沟通是需要学习的，我们要试着去观察周围的人，谁的沟通技巧好，谁的态度顽固不堪，学习好的技巧，也警惕自己别犯同样的错误，所以我们都必须去学人际沟通，而且要在不断地学习和练习中受益。

二、人际沟通的相关理论

（一）沟通的基本要素

人际沟通是人与人之间信息的传递、思想的沟通、情感的交流。其实，思想、情感也可以看作是信息的一种类型。因此，人际沟通就可以归结为信息的交流。因而，人际沟通服从于一般的信息沟通规律。信息沟通的一般模式如图1-1所示。

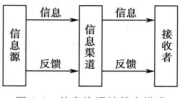

图1-1　信息沟通的基本模式

从这个模式中我们可以看出，实现人际沟通的必要条件是：

第一，要有发出信息的人——信息源。没有信息源，就无法进行人际沟通。

第二，要有信息。信息是沟通的内容。

第三，要有信息渠道。信息渠道是信息的载体，即信息通过何种方式、用什么工具从信息源传递给接收者。信息一定要通过一种或几种信息渠道，才能到达目的地——接收者。常用的信息渠道有对话、动作、表情、广播、电视、电影、报刊、电话、电报、信件等。

第四，要有接收者。信息为接收者所接收，这是沟通的根本目的。如果没有接收者，沟通也不能实现。

第五，反馈。是信息发出者和接受者相互间的反应。信息发送者发送一个信息，接收者回应信息，然后双方进一步调整沟通内容，使得沟通成为一个连续的相互的过程。沟通中及时反馈是很重要的，反馈可以减少沟通中的误会，让沟通双方知道思想和情感是否按他们各自的方式来分享。

第六，障碍。是沟通中阻止理解和准确解释信息的因素。比如环境中的噪声、沟通双方的情绪、信念和偏见以及跨文化沟通中对不同符号的解释等，都是沟通的障碍。

第七，环境。沟通发生的环境影响到沟通的效果。比如，在一个支持性小组中，圆形的座位排列能让小组成员更顺利地交流；在心理咨询室，环境的布置能直接影响来访者的心情；著名职业经理人余世维说他办公室的门几乎都是不关的，这样的布置实际上显示了老板对员工更开放的态度。

（二）影响沟通的因素

了解影响沟通进行的因素，有利于提高我们的沟通技巧，改进沟通的品质。信息传递的各个环节常会受到某些因素的作用，从而影响到人际沟通的进行。影响人际沟通的因素主要有以下几个方面：

1. 影响信息来源的因素

（1）信息源所使用的传播技术：包括信息源的语言文字表达能力、思考能力以及手势、表情等方面的表达优劣程度。

（2）信息源的态度：包括自信、尊重对方、竭力使对方对沟通感到兴趣等。

（3）信息源的知识程度：包括丰富的知识、社会经验、人情世故等。

（4）信息源的社会地位：人们获得信息的一个来源之一就是权威，当信息源处于较高社会地位时，我们倾向于更相信对方的话。

2. 影响信息的因素

（1）语言和其他符号的排列与组合次序：信息传递时有首因效应和近因效应，即先呈现的信息和最近呈现的信息容易被记住。

（2）信息的内容：信息的内容直接影响沟通双方，信息传递者通过信息的内容传达自己的信念、态度和知识，从而试图影响或改变对方。

（3）信息的处理情况：选择合适的语言和非言语行为来表达信息是非常重要的，同一个信息用不同的语词和语气来表达，效果是不同的。

3. 影响信息渠道的因素 同一信息经过不同的信息渠道传递，其效果大不相同。因此，要注意选择适当的信息渠道，使之与传播的信息相配合，并符合接收者的需要。比如，教儿童数数时，借用实物，孩子更容易理解；演讲时，使用投影仪或电脑展现的图表、图画等信息令人印象深刻。

我们的五种感官都可以接收信息，但日常生活中所发生的沟通主要是视听沟通。电视、广播、报纸、电话等都可以被用作沟通的媒介。但心理学家研究显示，面对面的沟通方式是各种沟通中影响力最大的。

4. 影响接收者的因素

（1）接收者的心理选择性：例如，有些信息接收者乐意接受，而另一些信息接收者不喜欢接收。

（2）接收者当时的心理状态：例如，处于喜悦情绪状态的人容易接受他人所提出的要求。

在实际沟通过程中，上述四个方面的因素通常是联合发生作用的。

（三）人际沟通的障碍

在现实生活中，某些影响人际沟通的因素会造成沟通的必要条件缺失，导致人际沟通受到阻碍。

1. 地位障碍 社会中每个个体都处在一定的社会地位上，由于地位各异，人通常具有不同的意识、价值观念和道德标准，从而造成沟通的困难。不同阶级的成员，对同一信息会有不同的、甚至截然相反的认识，他们对同一政治、经济事件往往持有不同的看法；宗教差别也会成为沟通障碍，不同宗教或教派的信徒，其观点和信仰各异；职业差别更有可能造成沟通的鸿沟，所谓"隔行如隔山"即是此意。

讲话适应理论认为，人们在人际互动过程中倾向于适应彼此的讲话风格（双方趋同）以改善沟通，并经过互惠和提高相似性来增强吸引。但是，具有较高威望讲话风格的人就要强调他们的讲话风格的表现——差异性。具有较低威望讲话风格的人就会显示向高威望讲话风格靠拢的倾向，除非他们认为其低地位是不稳定的和不合法的，在这种情况下，会坚持自己的讲话风格，于是就会产生沟通障碍。

2. 组织结构障碍 有的组织庞大，层次重叠，信息传递的中间环节太多，从而造成信息的损耗和失真。有的组织结构不健全，沟通渠道堵塞，缺乏信息反馈，也会导致信息无法准确传递。此外，组织氛围不同也会影响沟通，鼓励表达不同意见的组织氛围促进沟通。组织内信息泛滥也会导致沟通不良。处于不同层次组织的成员，沟通的积极性不相同，也会造成沟通的障碍。

3. 文化障碍 文化背景的不同对沟通带来的障碍是不言而喻的。如语言的不通带来的困难，社会风俗、规范的差异引起的误解等，这在我们社会生活中是屡见不鲜的。例如，一个美国老师在一个中国家庭中当家庭教师，当孩子们很热情地请老师休息一下，吃些水果时，美国老师却可能会理解为："我是不是看起来很老，力不从心了？"

4. 个性障碍　指由于人们不同的个性倾向和个性心理特征所造成的沟通障碍。气质、性格、能力、兴趣等不同，会造成人们对同一信息的理解不同，为沟通带来困难。个性的缺陷，也会对沟通产生不良影响。一个虚伪、卑劣、欺骗成性的人传递的信息，往往难以让人接受。

5. 社会心理障碍　人们需要随时随地与他人沟通，对人际沟通的恐惧也相当程度地伴随着人们。它表现为个人在与他人或群体沟通时所产生的害怕与焦虑。如果沟通个体存在沟通恐惧的心理，沟通将无法顺利进行。有沟通恐惧心理的人，轻者为了保护自己而表露有碍进一步沟通的信息，重者甚至无法与人交谈。这种沟通上的心理障碍除直接影响沟通效果，还会对沟通者社会功能带来严重影响，因为沟通者不能获得人际沟通所附带的积极意义。比如说，在生活习惯上比较孤独封闭；在学习态度上会比较消极退缩；在人际接触中会逃避，因此减少了被认识与被赏识的机会，反而增加了被误解与被排斥的机会；长期的沟通恐惧会降低个人的自尊心；在现代服务业发达的社会中，沟通恐惧感会使个人丧失很多就业机会等。

尽管沟通存在许多的障碍，但可以通过学习一些沟通技巧，提高沟通能力，克服一些沟通障碍。

三、护理工作与人际沟通

戴尔·卡耐基说过："与人相处的学问，在人类所有的学问中应该是排在前面的，沟通能够带来其他知识不能带来的力量，它是成就一个人的顺风船。"护理作为一门与人类的生命和健康密切相关的专业，护理专业的实践范畴十分广泛，涵盖了人类健康与疾病的各个领域。与病人的交流沟通是护理工作中的基本行为，贯穿于临床护理的全程，有效的人际沟通，是完成护理任务，实现护理目标的基础。

（一）护理专业的工作范畴

根据护理功能来划分，护理专业的工作范畴主要有以下三方面的内容：

1. 独立性护理内容　指护理人员应用自己的专业知识及技能来决定的护理措施。例如对服务对象病情的观察，采取增进舒适的护理措施，康复指导等。

2. 合作性护理内容　指护理人员必须与医疗小组的其他人员密切配合及协作才能完成的护理功能，例如与营养师配合对服务对象进行饮食方面的指导，与理疗师配合指导服务对象的康复训练，与医生配合对服务对象的诊断及治疗等。

3. 依赖性护理内容　指护理人员需要按照医生的处方及其他医嘱对服务对象所实施的护理，例如遵医嘱对服务对象应用各种药物，使用呼吸机等。

从以上护理专业的工作范畴可以看出，在护理工作中，护士需要与服务对象及其他有关人员进行有效沟通，以建立各种工作关系，获得服务对象全面而准确的健康信息，解决服务对象的健康问题，满足服务对象生理、社会心理、精神文化等多方面的需要，使服务对象获得最佳的健康状态。

（二）人际沟通在护理工作中的作用

人际沟通在护理工作中具有至关重要的作用。无论是护患关系的建立，还是医护关系、护际关系的发展，均依赖于有效的人际沟通。人际沟通在护理工作中的主要作用包括连接作用、精神作用和调节作用。

1. 连接作用　沟通是人与人之间情感连接的主要桥梁，在建立和维持人际关系中具有重要作用。在护理工作中,沟通同样是护士与医务工作者、病人之间情感连接的主要纽带。在临床护理实践中,护患关系与护患沟通的频率常常成正比,即交往机会越多,关系越融洽。

护患沟通主要包括信息交往、情感交往和行为交往三个方面,而护患双方缺乏信息和情感的交流是影响护患关系的主要因素。所以,护患之间交往的时间、内容、频率等都是护患沟通是否有效的重要因素。此外,在运用护理程序进行整体护理时,无论是收集病人资料、确定护理诊断、制定护理计划、落实护理措施、进行护理评价等,都需要有良好的沟通技巧,才能取得病人的配合。同时,良好的沟通技巧也是护士与其他医务工作者顺利开展工作的基础。

2. 精神作用　沟通可以加深积极的情感体验,减弱消极的情感体验。通过沟通,病人之间可以相互诉说各自的喜怒哀乐,从而增进彼此之间的情感交流,增进亲密感,通过沟通,病人可以向医护人员倾诉,以保持心理平衡,促进身心健康。有研究表明,许多疾病,包括引发人类死亡的许多疾病,例如心、脑血管疾病,癌症等,都与长期沟通不畅引起的情绪不良有关。

3. 调节作用　通过提供信息,沟通可增进人们之间的理解,调控人们的行为。护理人员通过与服务对象有效沟通,可帮助护理对象掌握相关的健康知识,正确对待健康问题,建立健康的生活方式和遵医行为。

人际沟通还可以调节情绪、增进团结,有利于协调人们之间的行为。人际关系建立后,如果缺乏必要的沟通,就会产生隔阂、发生误会,甚至会使已经建立起来的关系中断或恶化。相反,适当的沟通可以协调和改善人际关系,并使之朝着健康的方向发展。如医院要保持良好的医疗护理环境,就必须制订一定的规章制度和行为标准,这些制度和标准的实施需要通过人际沟通的过程来实现,即护士通过沟通将信息传递给每个护理对象,促使其行为符合医院的制度和标准;护士通过沟通传播健康的社会知识,促使人们的社会行为规范化,形成良好的社会心理氛围。

（三）护理人际沟通的原则

在护理实践中,护理人员只有认真遵循沟通的原则,并根据具体的病人和具体的沟通情景合理选择相应的沟通技巧,促进护患沟通向预期的方向发展,才能建立良好的护患关系,促进病人的身心健康。

1. 真诚原则　心理学家洛加斯认为,真诚就是表里如一,即心里所想的与实际所做的以及自己所表达出来的全部一致,他从经验中发现,最有效的人际沟通乃是基于真诚。俗话说:精诚所至,金石为开。与人交往,最重要的就是真

重点考点:
护理人际沟通的原则

诚。以真诚的态度表达出愿意帮助病人,不一定非得依靠很多语言,也可以以非语言的方式传达给对方。

2. 尊重原则　人文关怀是护理的核心和任务,人文护理的本质就是对病人的尊重和关爱,对病人人格和生命的尊重是人际沟通的基本前提,不管病人以何种方式表达他的想法与感觉都值得重视。人都有尊严,在患病的情况下,病人往往比健康人承受着更大的心理压力,他们更渴望得到尊重与关爱,护理人员在照顾病人时,无论其身份地位,都应以礼貌、尊重的态度对待病人。

3. 目的性原则　护士与病人沟通之前,首先要明确与病人沟通的目的,是收集信息,还是证实信息,是分享信息、思想和感情,还是与病人建立信任关系。只有明确了这一点,才能保证在整个沟通过程中紧密围绕主题,从而达到预期的效果。

第三节 临床护理中的礼仪与人际沟通

◎ 案例

护士小王当班期间接到急诊室电话,有位肠梗阻的病人急诊入院,小王立即做好了一切准备工作,准备迎接病人入院。病人被平车推进病房时,面色苍白,大汗淋漓,非常痛苦,急需手术。此时,护士小王面带微笑的对病人家属说"请不要着急,我马上通知医生为病人检查。"说完,不慌不忙地走了出去。

◎ 请问

护士小王的做法合适吗? 如有不适,请指出不妥之处。

一、护理礼仪与人际沟通的关系

礼仪是人与人沟通的纽带,是在人际交往过程中经常应用的一种沟通技巧。

礼仪和沟通密不可分。自从有了人类,礼仪与沟通从来没有分开过,"礼仪第一,沟通至上",礼仪中有沟通,沟通中有礼仪。就字面意思来看,礼仪的"礼"是礼貌,必须要"仪"才能让他人知道你的礼貌,就是表达。表达就要沟通,就要通过沟通的三要素来实现,就是通过文字、语言与肢体动作来实现。另外,沟通是为了一定的目的进行信息、思想与情感的相互交流,最后达成建设性共识的过程。要保证交流融洽顺利,必须要有礼貌、讲礼节。礼仪是无声的语言,是传递信息的方式,是沟通的技巧。

有了礼仪和沟通的结合,沟通会更加顺利。既有礼仪,又会沟通的人,可以给他人留下个良好的沟通印象。也就是用好的仪容、仪表、仪态、涵养来告诉对方,你是一个知书达理的人,是一个很有教养的人,是一个彬彬有礼的人,是一个值得尊敬的人。这样,沟通对象就会愿意与你沟通,进而有机会展示你自己的个人魅力,增加你的影响力。"礼多人不怪"也就是说,长存恭敬之心,往往更加容易妥善地处理好我们的人际关系。

良好的沟通是建立和谐、美好关系的基础。医务工作者需要学会很好地与病人进行沟通,恰当地运用沟通技巧,交换护患双方的信息,对于促进病人康复、提高护理质量不无裨益。沟通不仅是技巧,更是艺术。护士在与病人交流的过程中,要把这种艺术诠释精致,这与自己的专业知识和文化素养有着十分密切的关系。只有充分掌握护理专业知识、熟练护理操作技能、不断学习及提高礼仪修养和沟通能力,才能协调好护理工作中的各种关系,改变人们对医务工作者的误解,为建立和谐的医患关系贡献自己的力量。

二、护理工作中的人际关系和沟通

在护理工作中,护士要与病人、病人家属、医生和医务工作人员等建立良好的关系,以保证护理工作的顺利进行。在临床护理工作中,掌握一定的护理礼仪和沟通技巧,这是现代每一位护士的必修课程。

（一）护士与病人的人际关系和沟通礼仪

护患关系是指护患双方在提供与接受临床护理服务过程中所建立的特殊的人际关系,是护理实践中最主要的一种专业性人际关系。和谐的护患关系是护士良好人际关系的核心,直接影响病人的生活质量以及护士工作氛围。

1. 护患关系的性质与特点　护患关系包括技术性关系和非技术性关系两个方面,随着现代医学模式和护理模式的转变,非技术性关系越来越受到重视。技术性关系是指护患双方在一系列护理技术活动中所建立起来的人际关系,这种关系会随着临床护理过程的结束而终结;非技术性关系是指护患双方在心理、社会、经济、文化、教育等因素的影响下所形成的道德、利益、法律和价值等多种内容的关系,其中道德关系是最重要的内容。由于双方所处的地位、从业领域、所受的教育等各方面存在很大差异,因此在人际沟通中,护患双方应按照一定的道德规范约束自己,维护护患关系的和谐。尤其是护士,更应严格遵守医疗护理的道德规范,维护病人的利益。

护患关系的特点主要有以下几个方面:

(1)护患关系的复杂性:护患关系并不单纯是护士与病人之间的人际关系,而是指医护系统与病人系统之间的关系。医护系统包含医生、护士、相关的工作人员等,这个系统拥有医疗护理技术,并且能用所掌握的技术为病人服务,是提供帮助者,又称为帮助系统。病人系统包含病人本人、家属、朋友和同事等,是接受帮助的系统。因此在建立护患关系的时候应协调好系统内部的多种因素。

(2)护患关系的专业性:护患关系是一种特殊的人际关系,是以护理活动为核心建立起来的技术性、专业性的人际关系,当病人康复出院,这种关系也会宣告终结。

(3)护患关系的互动性:病人有寻求并接受医疗护理帮助的权利,同时病人也应积极配合医生护士,提供疾病相关的资料,在双方的共同努力下,使病人尽快恢复健康。

(4)护患关系的不对等性:护患关系的不对等性主要由于护患关系是在病人寻求医疗护理帮助的特殊情况下形成的,病人在关系中处于主体地位,病人的利益至高无上;护士是这一关系的主导,也是责任的主要承担者,应正确引导病人积极配合医疗护理工作,共同完成诊疗护理工作,帮助病人战胜疾病。

2. 护患关系的类型　随着护理学科的发展,护患关系也在不断地发生变化,目前认为护患关系的类型主要有主动—被动型、指导—合作型和共同参与型3种。

(1)主动-被动型:是一种传统的护患关系模式。其特点是护患双方不是双向作用,而是护士对病人单向发生作用。护士对病人的护理处于主动的主导地位,而病人则处于被动地接受护理的从属地位。这种模式适用于某些难于表达主观意志的病人,如危重、休克、昏迷、失去知觉和意识障碍的病人以及婴幼儿等。因为在上述情况下,病人无法参与意见,需要护士发挥积极能动作用。这种模式的最大缺陷是排除了病人的主观能动作用。

(2)指导-合作型:尽管病人的主动是以执行护士的意志为基础,并且护士的权威在护患关系中依然起着很重要的作用,但是病人可以向护士提供有关自己疾病的信息,同时也可以提出要求和意见。这一模式适用于病人病情较重,但神志清醒的情况下。此时,病人希望得到护士的指导,能发挥自己的能动性,积极合作,这样有利于提高护理成效。

(3)共同参与型:这种模型是以护患之间平等合作为基础的双向、平等、新型的护患关系,是一种理想的护患关系。这种护患关系模式的特点是"积极协助病人自护"。在这一模式中,病人不仅仅是合作者,而是共同参与护理计划的制定和实施的参与者。这种模式能发挥病人主观能动性,提高病人自我护理能力,更能促进护患关系的和谐建立。共同参与型适用于慢性病病人,尤其是有一定文化知识,有很好的认知能力的病人。

以上三种模式在临床护理活动中都是客观存在的,没有好坏之分,护士应根据病人的病情及人格特征来选择恰当的护患关系模式,同时还要考虑到,病人的病情是一个动态变化的过程,因此护患关系也要随之发生变化。

3. 护患关系的发展过程　护患关系以病人入院接触到护士为开始,病人康复出院,护患关系宣告终结。护患关系是不断发展变化的,是一个动态的过程。一般认为护患关系的发展过程有开始期、工作期和结束期三个阶段。

(1)开始期:开始期是护患关系建立的关键时期。护士与病人第一次接触即标志着护患关系的开始。此阶段的特点是,护士与病人之间相互熟悉,彼此建立良好的信任感。护士在这一期主要进行病人疾病资料的收集整理、制定护理计划、完成护理文书的书写等。由于此阶段是护患关系建立的关键时期,护士应注意自己的言行举止和礼仪礼节,在与病人和家属接触过程中,给对方留下良好的第一印象,为今后的临床护理工作中打下良好的基础。

(2)工作期:工作期是护患关系建立的主要时期。这一阶段护士根据护理计划完成各项护理任务,解决护理问题,为病人提供全面的临床护理服务。由于工作期时间较长,护士应始终保持对病人的关注,始终以真诚的态度为病人服务,始终尊重病人,尽量满足病人的合理需求。

(3)结束期:经过积极的临床治疗和护理,病人病情好转或完全康复,护患关系也将宣告结束。在此期间,双方对护理目标进行评价,预计出院后可能面临的新问题及解决方法,书写相关的护理文书,给予病人出院后指导,教会病人自我护理,同时了解病人对护理服务的满意程度,以便在以后的临床护理中不断地改进,提高护理质量。

4. 促进护患关系的策略

(1)消除角色模糊:在社会中,每个角色都有其特定功能。都体现着与期望和规范相适应的行为。角色模糊是指某些病人不能认识到自己的疾病角色,所表现出来的行为不符合病人角色,严重地影响护患关系的建立,同时对病人的疾病诊断、治疗护理以及康复也是很不利的。为消除角色模糊,护士应在护理过程中,了解病人的人格特征、受教育背景、家庭环境、宗教信仰等问题,用专业知识为病人解答疑惑,讲解有关疾病的知识,用专业态度去安慰、照顾和体谅病人。

(2)消除责任冲突:责任冲突是指由于护患双方不清楚自己的角色功能,不能很好地履行角色相关的责任和义务而造成的护患冲突。在整体护理模式下,病人不完全是消极被动的求助者,病人应积极参与到临床护理实践中,在制定护理计划时,病人应主动提供有关疾病的信息,在实施护理措施时,病人应配合护士共同完成,在护理评价时,病人应给予积极的意见和建议,促进护理过程的完善。

(3)主动维护病人的合法权益:每一个角色都有其特定的责任和义务,同时也享有一定的权益。病人有权向医疗机构及医护人员寻求帮助,有权获得诊断、治疗及护理的权利,但如果病人过分强调其权利,很可能会过分地依赖护士,而自己完全处于被动位置。护士应在临床护理实践中,始终以病人利益为核心,主动维护病人的合法权益,及时将疾病诊断、治疗及可能的预后告知病人,在做出重大决定之前应争取病人及家属的意见,尊重病人的决定,尽量避免因此产生纠纷,影响护患关系。

(4)加强护患沟通,避免理解分歧:由于病人缺乏医疗护理的专业知识,因而对于疾病相关问题可能会和护士产生理解上的分歧,影响护患关系。护士应充分理解病人,用通俗易懂的语言耐心地对病人进行解释,传递准确的信息,并及时获得病人的反馈,以确定病人是否正确接收到信息。在人际沟通的过程中,尽可能给病人营造良好的氛围,让病人感受到双方之间的交流是平等的,给予病人表达意见和疑问的机会,并给予满意的解答。

5. 护患沟通中的基本礼仪　规范护患沟通是建立良好护患关系的前提,也是为病人提供整体护理的要求。在沟通中,护士应注意以下几点:

(1)礼貌用语:护士注意对病人称呼,既要让病人感受到亲切,又要恰当有分寸;护士在做自我介绍时,语言力求简洁、友好,充满亲切关怀;在给病人进行护理时,语言要通俗易懂,解释要耐心,用安慰性语言转移其注意力,用鼓励性语言增强其自信心,交代注意事项时应对病人表示感谢;病人康复出院时,应热情相送,语言充满祝福之意。

(2)积极倾听:这是一项非常重要的沟通技巧,也是护士必须具备的基本素质。这就要求护士用心观察、用心理解,用倾听的方式鼓励病人倾诉,同时给予病人积极的反馈,以确认自己的理解是否正确。

(3)多用开放式提问:在与病人沟通时应多用开放式提问,如"您感觉怎么样?""您认为如何?"。开放式语言可以让病人主动表达,帮助病人认清自己的想法,同时有助于护士收集到更详尽的资料,增强病人的自我价值感和平等感。

(4)避免说教:生硬的说教语言会令人反感,不利于建立良好的人际关系。例如"糖尿病病人是不能吃甜食的,所以你必须控制自己的饮食,否则血糖就不能控制了",这样的语言势必会引起病人反感,所以护士在与病人沟通时,应注意避免带有这种说教的口吻。

(5)真诚:真诚是沟通的根本,也是良好护患沟通的核心。护士在临床护理中,尽量不向病人做不合实际的承诺或保证,例如"别担心,手术一定没有问题的"。真诚地符合实际的承诺会让病人对护士产生良好的信任感,有利于建立良好的护患关系。

(6)避免理解分歧:与病人沟通时,应避免使用专业术语,而是采用通俗易懂的语言来给病人解释,对病人的疑问应耐心地回答,应积极地获得病人的反馈,以确认病人是否正确理解和接受信息。

(二)护士与病人家属的人际关系和沟通礼仪

在护理工作中,与病人建立良好关系的同时,与病人家属的沟通也不容忽视。护士与病人家属的良好沟通不仅能获得更多与疾病有关的资料,做出正确的护理诊断;同时能获得家属的认可和支持,促进病人治疗护理的依从性,尽快康复。

1. 病人家属的角色特征　在病人生病后,病人家属可能充当着病人原有家庭角色功能的替代者、病人疾病痛苦的共同承担者、病人的心理支持者、病人生活的照顾者和护理计划制定与实施的参与者。

(1)病人原有家庭角色功能的替代者:病人生病后,原有的家庭角色功能将由其家属替代或分担,如果病人家庭成员能很好地理解角色功能,主动承担病人的角色,安慰病人,鼓励病人安心住院,给予病人精神上的原有家庭角色功能的替代和支持,对病人的康复有重要作用。

(2)病人病痛的共同承担者:病人与家属构成一个有机的整体,因此疾病在给病人本人带来伤痛的同时,也会在家属的身上引起一系列的痛苦反应。护士在临床工作中,应给予家属同样的理解和支持,能耐心地安慰、稳定病人家属的情绪,对病人的治疗护理也有重要的作用。

(3)病人的心理支持者:由于疾病的折磨,病人很可能出现焦虑、恐惧、担心、害怕、抑郁等消极情绪,护士应正确地引导病人家属去识别和正确对待这些情况,积极发挥家属的安慰和支持作用。家属的理解和支持在某些方面是其他人员无法替代的。

（4）病人生活的照顾者：疾病会导致病人生活自理能力受到不同程度的影响，护士应指导病人家属帮助病人完成日常生活料理，这样不仅可使病人生活质量有所提高，同时减少病人因自理能力下降而产生的自卑感，更有利于康复。

（5）病人护理计划制订和实施的参与者：病人家属对病人本人的情况比较熟悉，应积极参与到护理计划的制订和实施中来，尤其是针对病情危重或自理能力严重缺失的病人，家属更应积极配合医护人员，提供可靠的病情资料，便于护士做出正确的护理诊断。

2. 建立护士与病人家属良好关系的策略　病人家属是病人强大的支柱，不仅可以提供生活照护，更为病人提供强大的心理支持，处理好护士与病人家属之间的关系尤为重要。

（1）消除角色理解欠缺：病人生病后，家属可能处于恐惧悲伤的情绪中，在不知所措的情况下，完全依赖于医护人员，要求医护人员随叫随到，有求必应，如果处理不好这种对角色理解的欠缺，很容易发生冲突。护士应充分理解病人家属的急切心情，给予家属耐心的解释，引导家属正确认识其角色功能，为病人提供更好的支持和护理。

（2）消除角色责任模糊：家属应和医护人员一起，共同制定护理计划，共同进行护理措施的实施，为病人提供生活的照顾和心理上的支持。但如果病人家属或护士不能认识到本人角色的责任或者不愿意承担本该承担的职责和义务时，过分地要求对方承担全部责任，就很容易造成角色冲突，对病人的康复十分不利。双方在处理这种情况时，应首先明确自身的角色责任，主动积极地承担，共同为病人的康复努力。

（3）消除角色期望冲突：护士在人们心目中的形象一直是"白衣天使"，病人和家属难免会对"白衣天使"有着过高的期望，希望能有求必应，有问必答，能为病人和家属解决一切问题。这种过高的期望一旦得不到满足，很可能造成双方之间的冲突。护士有责任引导病人及家属正确地认知护士角色，让病人和家属真正地了解护士应该履行的职责和义务，从而加强其对护士的理解，促进双方的有效沟通。

（4）减轻经济压力：虽然医疗体制不断改革，减轻了一部分病人的治疗费用，但仍有部分病人存在经济压力的问题，处理不好，病人不能安心住院接受治疗和护理，也可能严重影响护患之间的交流。护士在选择治疗和护理方案的时候，应了解病人的经济状况，尽量选择疗效好、费用适当的药物和治疗方法，减轻病人和家属的经济压力。

（5）避免因违反医院规章制度而发生的冲突：医院有明确的规章制度和探视制度等，护士应本着遵守相关制度，保障病人休息的原则，向家属告知制度的要求，必要时可对家属进行干预，但应注意语言、语气等，避免发生冲突。

（三）护士与医生的人际关系和沟通礼仪

医护关系是护士与医生在为病人提供治疗和护理服务时所形成的一种互动关系，是护理人际关系中一个重要的组成部分。医生和护士有着共同的目标，就是为病人的健康服务。

1. 医护关系模式　目前认为医护关系模式主要有主导 - 从属型与并列 - 互补型两种。

（1）主导 - 从属型：受传统医学模式的影响，医疗活动以疾病为中心，护士在整个医疗护理过程中处于从属的地位，被动地执行医嘱，医护之间形成了支配和被支配的关系，形成主导 - 从属型模式。

（2）并列 - 互补型：医学、护理学模式不断变化，护理学科也在不断发展和完善，目前护理工作的模式已经由以疾病为中心转向以病人为中心的整体护理，护士的角色也开始由单一的照顾者向多功能的角色转变。护理过程对病人的康复起到了极其重要的作用，护士也由被动地服从向主动地护理转变，医生和护士的工作相辅相成，缺一不可，双方形成了并列-互补型关系,共同促进病人康复。

2. 医护良好关系建立的策略　建立良好的医护关系的策略主要有以下几点。

(1)纠正角色心理差位:在医疗护理工作中,医生和护士各司其职,地位没有高低之分,处于同等地位。双方都应清楚地认识到这一点,认识到目前的医护关系模式是并列—互补型,双方应在工作中互相帮助,利用各自的专业知识和技能帮助病人尽快恢复健康。

(2)避免角色压力过重:在医疗护理工作中,医生和护士都有其独立的角色功能,在各自的工作范围内承担责任。护士的工作十分琐碎繁杂,与病人及家属的接触最为频繁,稍有不慎就可能引起病人及家属的不满,如果护士人数过少,与医生的配备相差悬殊,就会造成护士的角色压力过重。对此医疗机构应尽可能平衡医护人员比例,对护士进行业务技能和心理素质的培训,在提高护士工作效率的同时,塑造其良好的心理素质。

(3)避免角色理解欠缺:医疗和护理虽然都在为病人的健康服务,但却属于两个不同的学科体系,彼此之间对对方的专业缺乏了解是造成角色理解欠缺的主要原因。由院方主导开展一些学术交流、病案讨论等,增进彼此间的沟通,加强对专业知识的理解,建立合作理念,共同为病人服务。

(4)避免角色权利争议:医护双方角色功能不同,也就决定了双方分别有其相应的自主权。当医护双方对某一病人的病情评估出现意见的不一致时,双方应始终以病人利益为核心,进行心平气和、平等的交流,以取得一致的意见。

(四)护士与护士之间的人际关系和沟通礼仪

在临床护理工作中,护士不可避免地要与护士长、年长的护士、护理员、实习护生等进行交往,由于护士的年龄、学历水平、工作经历、职责分工及个性特征等不同,很可能与其他护士之间发生矛盾冲突,为了避免这种情况的出现,护士应了解人际交往时可能出现的矛盾及其处理方法。

1. 护士与护士之间的交往心理及矛盾

(1)护士与护士长之间的交往心理及可能出现的矛盾:护士和护士长彼此处于不同的岗位,也承担着不同的职责,也有着各自不同的需求。护士长希望护士能有较强的业务素质和合作能力,能服从领导的管理和安排,能积极主动地完成护理工作任务,能协调工作、生活和学习等相关的事情,全身心地投入临床护理工作;而护士希望护士长业务过硬,能在体谅的同时给予指导和帮助,护士长能严格要求自己,以身作则,一视同仁。在实际工作中,如果双方都以自己的利益为中心,不去体谅对方,就很可能引发矛盾和冲突,如护士不服从护士长的安排,不考虑整个科室的大局情况而要求护士长对自己格外照顾,也不愿为整个科室做贡献,时刻想着自己的"小我"利益;护士长在安排工作的时候不能一视同仁,有所偏袒,或者只关心工作任务是否能按时完成而不去考虑护士的需求等。上述原因都可能造成护士与护士长之间的矛盾与冲突。

(2)新老护士之间的交往心理及可能出现的矛盾:年长的护士在临床已经积累了丰富的临床经验,有很好的敬业精神,责任心强,在临床工作中会对年轻护士提出严格要求,希望他们能尽快熟悉临床环境,尽快掌握临床护理专业知识和技能;少数年轻护士没有敬业精神,工作敷衍了事,拈轻怕重,嫌弃年长护士观念落后,做事古板,爱管闲事,与年长护士攀比,觉得他们的工资高、不服气,新老护士之间可能因为一点点小事而发生矛盾冲突。

(3)年轻护士之间的交往心理及可能出现的矛盾:年轻护士之间也可能发生矛盾,因为大家处于相同的年龄段,年纪较轻,好胜心强,可能因为他人成绩突出受到表扬而心生嫉妒，再加上现在很多年轻护士都是独生子女，缺乏宽容与忍让的品格，在工作中，斤斤计较，很难与他人合作。在临床工作中，合作性差，彼此之间不愿相互帮忙，没有团队合作精神，影响整个临床护理工作的开展，并可能由此而引发医疗差错甚至医疗事故，严重影响护理质量。

（4）护士与护理员之间的交往心理及可能出现的矛盾：目前国内大多数医院都聘请护理员，他们大多没有受过专业的培训，缺乏护理的专业知识和技能，在与护士交往过程中，常常由于自卑感而处于被动地位，有些护理员责任心不够强，不服从护士的安排，不能按时认真地完成护士交代的工作，甚至心生怨气、怨恨护士。大多数护士能够尊重护理员，能很好地合作，共同完成临床护理工作。但少数护士可能因为本身受过专业培训而又有优越感，认为护理员低人一等，于是把脏活累活和自己不愿去做的事情都安排给护理员去做，由于双方之间缺乏理解和沟通，常常会引起矛盾和冲突，严重地影响了临床护理质量。

（5）护士与实习护生之间的交往心理及可能出现的矛盾：护士与临床实习护生之间既是师徒关系，又是同行关系。带教老师希望学生学习主动，勤奋好学，能尽快掌握临床护理操作；实习护生希望带教护士业务熟练、知识丰富，带教耐心。带教护士与实习护生之间一般能很好相处，但有时双方之间也可能出现一些矛盾。带教护士往往喜欢勤快、反应灵敏、虚心好学的实习生，而对于一些接受能力差，学习态度不好、懒散的实习生不够耐心，甚至批评指责；有些实习生尤其是学历层次较高的实习生，自认为能力很强、骄傲自大、不懂装懂，不尊重带教老师，不服从带教老师安排，不能按时完成学习任务。

2. 护士与护士之间的人际沟通策略　临床护理工作非常注重团队的协作性，不同级别、不同年龄、不同学历层次的护士之间应建立良好的人际关系，团结协作，密切配合，形成一个有机的整体，在保证临床护理工作顺利进行的同时，也不断提高临床护理质量。为此，护士与护士之间应掌握以下的人际沟通策略。

（1）相互理解、相互尊重：不同岗位的护士之间应相互理解、相互尊重，年长的护士应以身作则、严于律己、平等待人，尽可能考虑到其他护士的需求，在尽可能满足其需求的基础上，给予指导和帮助；年轻的护士应尊重年长的护士，积极配合年长护士，共同完成临床护理工作，虚心向年长护士学习，服从安排，并尽快掌握临床护理的知识和技能。

（2）相互支持，密切配合：临床护理工作繁重琐碎，中间环节多具有连贯性，临床护理工作的完成要依赖每一位护士的工作。各级护士应严格要求自己，在各自的岗位上各司其职，在工作中遇到困难，应主动寻求帮助或主动帮助他人，多替其他护士着想，对于情况特殊或危重病人认真做好病情交代，让接班护士能充分了解病人情况，年长护士应主动承担较重较难的工作任务，年轻护士应虚心学习和请教。在临床护理工作中，各级护士的密切配合是保证临床护理工作顺利进行的基础和保障，同时也是对病人利益的维护。

（五）护士与医院其他工作人员之间的人际关系和沟通礼仪

现代医院是一个以病人健康为中心的服务群体，护士除了要处理好护患关系、与病人家属的关系以及医护关系以外，还应与医院的其他工作人员建立良好的人际关系。如护士与医技人员之间以及护士与后勤人员之间的人际沟通。为了促进医院的和谐环境，为病人提供良好的休养环境，护士要与医院其他工作人员之间建立良好的人际关系，应做到以下几点。

1. 互相尊重，相互理解　在地位上，护士与其他工作人员之间是平等的，虽有专业不同，但实际工作并无高低贵贱之分，在为病人提供服务的过程中，应做到相互理解、彼此尊重,始终把病人的利益放在第一位,始终站在病人的立场上去考虑,保持和谐的人际关系。

2. 坦诚相待,彼此信任 真诚是人际交往中的一项基本原则。这一原则在医疗护理领域显得尤为重要,因为生命是至高无上的。双方在工作中,应坦诚相待,彼此信任,形成一个整体,充分发挥团队精神,为病人提供全面的护理服务。

3. 共同协商,密切合作 护士与其他工作人员之间应相互支持,相互配合,遇到问题,共同协商,不把自己的想法和意愿强加于对方,充分考虑对方的困难,给予理解支持,通过密切合作,共同完成护理服务。

三、学习《护理礼仪与人际沟通》的意义

《护理礼仪与人际沟通》既是护理专业学生必修的综合人文素质教育课程,又是对专业学科有一定指导作用的基础课程,学习的重要意义主要有以下几方面。

(一)增进审美意识,提升创造美的能力

追求美好的生活,创造完美的世界,这是人们追求人生价值的主要目标。增进护士的审美意识,提高护士的审美修养是护士思想道德修养中不可或缺的部分,是护士完美自身,造就理想人格,提高鉴赏美、创造美的水平和能力的一项重要内容,对培养集知识、技能和人文素养为一体的优秀护士具有重要的意义。例如,现在医院的管理者,根据人性的特点和人文关怀的理念,将医院的外环境修建成园林化,医院的病房装修成家庭化,医院的色彩多样化。经过医院管理者的开拓进取和创造,现代化的医院通过人性化管理的手段,提供了全方位的以人为本的治疗和护理,治疗与护理服务中的审美意识也带给了病人审美享受。

(二)增强个人修养,建立完美人格

一个人的修养水平,反映了一个人的人格魅力。良好的修养、规范的礼仪和沟通对于塑造完美的人格和诚实的美德有强大的辅助作用。

(三)塑造良好的职业形象

护士的个人形象、礼仪和沟通能力,不仅反映个人精神面貌,更重要的是代表护士整体的形象和医院的形象。护士每天接触和护理各种各样的病人,规范的护理礼仪会产生积极的内在效应,能使病人在心理上得以平衡和稳定,给病人留下了良好的印象,同时对病人的身心健康起到非医药所能及的效果。

(四)创造和谐的医疗环境

护士用规范的礼仪与病人及家属进行良好的沟通,既能收集病人的病情资料,为诊断、治疗、护理提供依据,又有利于增进病人对医生、护士及医疗护理工作的理解、信任和支持,帮助医务工作者与病人建立良好的人际关系,提高病人对护理工作乃至对整个医院及医疗机构的满意度,进而创造和谐的医疗环境。

四、学习《护理礼仪与人际沟通》的方法

良好的修养、规范的礼仪和较好的沟通能力,不是与生俱来的,也不是短期就能够实现的,而是靠后天的不懈努力和精心培养逐渐形成的。因此,护士良好的修养、礼仪和沟通是需要长期的知识积累、情操陶冶和不断学习实践才能实现的。

(一)充分发挥个人的主观能动性

个体的主观能动性是形成自身良好修养、礼仪风范和沟通能力的基本前提。只有护士自身充分认识到其重要意义,并愿意投身到学习之中,并主动参与实践,在实践中充分发挥

自我监督的作用，及时发现自身的缺点和不足，将学习知识、运用礼仪和良好沟通真正变为个人的自觉行动和习惯做法。

（二）采用多种途径学习

应广泛利用课堂听课、翻阅图书资料、接触广播电视和互联网络等多种途径全面获取有关的知识；积极参与各种社团活动，例如礼仪大赛、沟通能力比赛，辩论大赛等；积极主动与老师和同学沟通，从社会交往中进行实践，加深对所学知识的理解，在实践中检验礼仪和沟通的作用；利用课余时间，参与志愿者活动和其他社会活动，积极寻找展示自己规范礼仪和良好沟通能力的机会。

（三）注重理论联系实践

礼仪和沟通本身是实践性极强的应用学科，因此在学习中要注重实践，要将知识运用于日常生活和护理活动中，不断从实践中学习和强化知识。在实践过程中，要对一些规范、要求反复进行运用和重复体验，并不断进行总结，才能真正掌握其内在的精髓。同时，在实践过程中，向一些做得较好的护士学习，向她们了解其实践经验和心得体会，从而使得自己益智开窍。

（四）努力提高自身修养

《护理礼仪与人际沟通》课程本身是旨于提升护士学生的整体修养和综合素质为目的而开设的，在学习过程中，要努力提高自己的内在素质，不断提高自身的道德修养，严格遵守护理职业道德规范，自觉维护"白衣天使"的崇高形象。同时，护士还要注重个性的自我完善，培养健康的性格和灵活应变的交往能力与自控能力，保持健康积极的心态，培养良好的心理素质，努力学习科学文化知识，提高自身的文化修养。只有这样，才能真正体现出护士高尚的职业形象。

本 章 小 结

在现代社会，良好的礼仪修养与人际沟通能力是护理人员做好护理工作的重要条件。学习护理礼仪与人际沟通不只是简单的动作模仿和语言的规范化，而是要以良好的素质为基础。身为护理服务人员，必须充分认识到护理礼仪与人际沟通对提高护理服务质量的重要性，意识到充满人文关怀的护理礼仪服务与人际沟通能力对人类健康的重要意义。因此，加强护理人员的礼仪修养，提高人际沟通能力必须从提高护生的内在素养上下工夫。

 ER-1-3 目标测试

（袁慧玲 马会娟 崔晓燕）

第二章

塑造护士专业得体的职业形象

ER-2-1 塑造护士
专业得体的职业形象
（课件）

学习目标

1. 掌握面部仪容修饰的要求；眼神和微笑的运用；护士工作着装礼仪。
2. 熟悉身体修饰礼仪；着装的基本原则。
3. 了解妆容修饰的方法；生活着装礼仪。
4. 能够按照礼仪要求塑造和规范自己的职业形象。
5. 具有基本的礼仪素养和规范得体的职业形象。

护士专业得体的职业形象是护理职业对护士外部形象的要求，包括仪容、服饰等内容，在学习过程中要注重个人整体形象，全方位地塑造"白衣天使"的美好形象，良好的职业形象不仅体现护士个人的整体素质，也可增进护患关系，促进病人康复。

第一节　规范修饰整洁的仪容

◎ 案例

春节期间，护士小张和小王相约做了美甲。今日上班，小王在为刘阿姨进行护理操作时遭到了刘阿姨的拒绝，小王不解，护士长进行了解，得知刘阿姨因为小王的指甲过于艳丽而感到不舒服。护士长对小王和小张进行了批评教育。

◎ 请问

1. 你认为小王和小张的做法是否正确？
2. 护士应如何进行仪容修饰？

仪容是传达给接触对象感官最直接、最生动的第一信息，主要指人的容貌和仪态，规范整洁的仪容，可以给对方留下良好的"第一印象"，是人际交往中尊重他人、充满自信的基本表现。礼仪对个人仪容的首要要求是仪容美。仪容美包括三层含义：其一，仪容的自然美，指仪容的先天条件较好，天生丽质；其二，仪容的修饰美，指依照个人条件，规范地对仪容进行必要的修饰，塑造良好个人形象；其三，仪容的内在美，指通过后天努力学习，不断提高个人的思想道德水准和文化艺术素养，培养高雅的气质与美好的心灵，正如古人云"慧于中而秀于外"。

一、头面修饰礼仪

头面仪容是个体仪容的焦点,护士在工作岗位上进行头面仪容修饰时,既要注意合理地修饰与装扮,又要自觉维护并保持自己精心修饰的容貌状态,遵循整洁简约、大方得体的基本原则,使病人能够从护士的仪容感知到重视和尊重。

(一)发部修饰

发部在头面仪容修饰中起着至关重要的作用,注重头发的清洁、保养和护理,依照工作性质、自身特点及审美习惯等对头发进行修饰美化,使自己拥有整洁端庄、大方得体的发型,展现出良好的精神面貌。

1. **头发的清洁与保养** 健康、秀美的头发需要平时的保养和护理,我们应自觉地做好头发的清洗、梳理与养护,以维持良好的个人形象。

(1)头发的清洁:保持头发的清洁卫生,避免异味、头屑及"油光可鉴"。首先,根据头发的性质确定洗发周期和选择不同的洗发剂,一般油性头发要多于干性头发的清洗次数。其次,洗发时水温适宜,宜用40℃左右的温水,过高会损伤头发,过低使头发缺乏光泽。第三,洗发的同时应多做头皮按摩,促进血液循环,注意手法轻柔,切忌用力过大。最后,洗发后用干毛巾擦干或自然晾干,尽量少用吹风机,以减少对头发的损伤。

(2)头发的梳理:梳发是护理头发不可缺少的措施之一。经常梳发不仅可以理顺头发、梳落污垢,还可以刺激头部神经末梢,促进血液循环和皮脂分泌,增进头发生长。正确的梳头方法是头顶和后面的头发从前发际开始由前向后梳理,两边的头发向左右两边梳理。梳发时不宜用力拉扯、不宜当众进行、不宜乱扔断发。

(3)头皮的按摩:没有健康的头皮,就没有健康的头发,经常按摩头皮可以刺激毛细血管与毛囊,有助于调节头皮油脂的分泌。按摩时手呈弓形,手指分开,指腹均匀用力做环形揉动,沿着发际线由前额向头顶至脑后,再由两鬓向头顶按摩。按摩时均匀用力,使头皮在手指的揉动下自然地活动,使头皮发热且有紧缩感。油性头发,用力要轻,防止过度刺激头皮增加油脂分泌;干性头发可使用发乳发油等护发品按摩。

(4)头发的养护:健康的身体、良好的心态、充足的睡眠、丰富的营养是头发养护的必要条件。合理平衡的饮食可以补充营养,保持头发健康,多进食富含纤维素、微量元素、蛋白质的食物,绿色蔬菜、水果、燕麦、黑芝麻、鱼、蛋等。同时避免伤害头发的行为,如过度日晒、某些化学药物的刺激、频繁染发烫发等。

2. **头发的修饰与美化** 头发经过清洗、修剪、梳理之后,通常会按照人们的主观意愿呈现出一定的形状,不仅是仪容美的修饰,也是展示人们的内心活动、个性特点、精神世界的有机载体。根据脸型、体型、年龄、发质、职业和服饰等进行发型修饰,达到和谐统一的整体美。

(1)发型与脸型的配合:脸型通常分为椭圆脸、圆脸、方脸、长脸、三角脸、逆三角脸、菱形脸、大型脸等八种类型,个人的脸型不可能都长得非常标准,可以借助发型修饰弥补脸型的不足。

椭圆形脸又称鹅蛋脸,一般认为是东方女性最理想的脸型,可以将亚洲人清丽、柔美的五官完美的体现出来,长、短发型均适合。圆脸注意表现脸型的轮廓,可将顶部头发梳高,避免前发遮挡额头以使脸部显长,同时利用头发遮住两颊,以减少脸颊宽度,宜选择中分发式，分散圆脸的直觉。长脸适合蓬松、柔软的发型，可将头发向两旁分散或留"刘海"，缩短脸的长度，使脸型丰满。方型脸可将头发披在两颊以掩盖突出的棱角，发线侧分，并使发线向头顶斜伸。三角脸与逆三角脸型应注意脸型的整体协调，增加两侧头发的分量，逆三角脸的头发可向上梳，以发梢稍微遮掩两腮，尽量蓬松；三角脸发线宜侧分，逆三角脸宜中分。菱形脸以蓬松的大波浪或头发遮住颧骨，使脸型柔和，发线侧分，自眉上斜伸向外。大脸型要使头发遮掩两颊，减少脸部视觉上的宽度，不宜选择过于蓬松的发型，适宜短发。

（2）发型与发质的配合：发质因遗传、营养、护理等而异，发质不同，适合的发型也不同，应正确辨认发质，根据发质修饰完美发型。

直而黑的头发以简单而又体现华丽的发型为好，适宜梳直发以显得朴素、清纯，若做卷发可用油性烫发剂稍微烫一下，使其略带波浪而显得蓬松。稀少的头发适于长发、梳成发髻或做成轻柔娇媚的发型。柔软的头发比较容易打理，适宜俏丽的短发。自然卷发可利用其自然卷曲的特点，梳理出各式漂亮的发型，可选择长发以显出自然卷曲的美。粗硬的头发较难做出理想的发型，应尽量选择设计简单的发型并以中短发为好。

（3）发型与颈部的配合：头部与颈项相连，进行发型选择时应注意与颈部保持协调。

颈项粗短者不宜选择低发型和长发型，会使颈部显得更短，应该选择高而短的发型；颈项细长者不宜选择高而短的发型，可选择发长至肩部，两侧头发向外舒展的发型。

（4）发型与体型的配合：发型是体型的组成部分，发型选择的好坏对体型有直接的影响。

身材瘦高者给人细长、单薄、头部小的感觉，选择波浪式的长发型有一定的协调作用，不宜将头发梳理得紧贴头皮、盘高发髻或将头发削减得太短。体型娇小者给人小巧玲珑的感觉，发型应以秀气、精致为主，可选择精巧别致的短发型，也可选择高盘发使身材有拔高感。身材高大者给人一种力量美，但对女性来说，则缺少苗条、纤细的美感，可选择简单的短发。体型矮胖者整体发势应向上，亮出脖子以增加一定的视觉高度，可选择有层次的短发型，不宜留长波浪、长直发等发型。

（5）发型与年龄、职业的配合：发型能反映一个人的文化修养、社会地位和精神状况等，选择发型时应考虑年龄、职业这两项重要因素。

青年学生发型的线条要简洁、流畅，使其富于青春的活力；中年人宜选择整洁、简单、大方、文雅的发型；老年女性适宜花型大而简单的短发，给人以精神利索、思维敏捷、头脑清晰的感觉，若留长发应将发髻盘底，给人高贵典雅、温婉可亲的印象。职业女性适合梳理丰满、秀美、明快的发型，使人产生信任感和亲切感；职业男性为了符合人们日常的审美习惯，不宜长发披肩或梳起发辫，也不宜剃光头，否则给人以滑稽古怪的感觉。

（6）发型与服饰的配合：发型与服饰配合得相得益彰，可以给人整体美的感觉。

穿着礼服时，可将头发挽成低发髻，显得端庄、高雅。着西装时，应将头发梳理得端庄、大方，不要过于蓬松。着运动装时，可将头发束起，给人以活泼、潇洒的感觉。

3. 护士工作发式　护士工作发式应符合整洁、简练、明快、方便、自然的总体要求，既方便进行各项护理操作，又能展现护士职业魅力。女护士要求前不过眉、后不及领、侧不掩耳；男护士要求前不附额、侧不遮耳、后不及领，不剃光头、不留长发、不烫染发。

（二）面部仪容修饰

仪容很大程度上指的是人的面容，是个体仪容的焦点。面部仪容修饰的具体内容有眼部修饰、鼻部修饰、耳部修饰、颈部修饰，以及口腔清洁保养等方面。

1. **面部仪容修饰的整体要求**　面部修饰不仅要呈现外在美的状态,注意洁净、自然,同时还应注重提高个人的内在素质,达到外在美与内在美的统一。

(1)注意卫生与修饰:卫生是个人仪容礼仪的要素之一。个人面容必须注意清洁,养成勤洗脸、刷牙、洗澡、洗发的卫生习惯,及时清除眼角、耳、鼻等处的分泌物,保持面部干净清爽。同时根据个人脸型、职业特点等进行适度修饰,例如在工作岗位上,护士的面容化妆应自然得体,不佩戴饰物、不涂抹过浓的香水、不浓妆艳抹,"淡扫娥眉"既可掩饰某些缺陷,又可令人精神振奋,让人感到充满活力。

(2)注意面部保养:面部皮肤可反映出人的健康状况。由于护士职业的特殊性,经常上夜班导致生活无规律,加上年龄、自然损伤等不可抗因素,护理工作者的容貌会呈现暗淡、憔悴的感觉,更需要注意面部保养。食物营养是健康的物质基础,注意合理饮食、多饮水,保证皮肤营养和水分充足。愉快的心情和充足的睡眠也是保证面部健康的重要因素,应调整作息时间,保证睡眠充足,保持积极乐观的心态。同时,根据季节变化采取防护措施,减少外界刺激。最后还应长期坚持锻炼,提高身体素质,保持健康自然美。

(3)注意整体效应:面部仪容修饰应强调整体形象效果,避免过分突出某一部分,而破坏整体的和谐美。

2. **面部仪容修饰的局部要求**

(1)眼部:眼睛在人际交往中发挥重要的作用,所以应注重眼部清洁和眼睛保养。及时清除眼部分泌物,保持清洁;注意休息,保护眼睛健康,预防眼疾,若患有眼部传染病时,应自觉回避社交场合,以免失礼于人。正确佩戴眼镜,保持镜片清洁,在工作场合或社交场合,不宜佩戴墨镜以免给人拒人千里之外的感觉。

(2)鼻部:鼻子位于面部正中,对整个面容起着重要的美饰作用。鼻部是油脂分泌较多的部位,进行面部清洁时,要注意认真清洁鼻部;还应保持鼻腔清洁,但应避免当众吸鼻子、擤鼻涕、挖鼻孔等举止。男士应注意及时修剪鼻毛,避免鼻毛长出鼻孔之外,也不要当众剪拔,既不卫生,又破坏形象。

(3)口部:保持口腔清洁,避免口腔异味是礼仪修养的基本要求。上班前忌食葱、蒜、韭菜或腐乳、酒等有异味的食品,如果已经食用,可咀嚼茶叶或口香糖以除异味,但应注意避免当众嚼口香糖。在公众场合,应避免发出清嗓、哈欠、呃逆等异响。注意保持唇部清洁湿润,避免开裂、爆皮,可选用润唇膏,在社交场合可使用浅颜色适宜的口红会显得有精神,但应避免使用过于浓烈的颜色。男士若无特殊宗教信仰和民族习惯,最好不要蓄须,应及时修剃。

(4)耳部:耳部也是面容修饰中容易引人注意的部位。保持耳部卫生,在进行面部清洁时,不要忽略对耳部的清洁,同时还应注意及时清除耳垢及修剪耳毛。但在工作岗位及社交场合,应避免当众挖耳朵。

(5)颈部:颈部与头部相连,属于面容的自然延伸部分。保持颈部清洁卫生以及防止颈部皮肤过早老化与面容产生较大反差是修饰颈部的基本要求。

（三）妆容修饰

在日常生活和人际交往中,通过化妆品的应用和对面部的修饰,可以适当弥补面容的不足,达到美化形象的目的。女性适度的化妆,不仅可以保护皮肤,还能体现个人品位。护士在工作场合提倡淡妆上岗,展现护士自然柔美、得体大方的职业形象,同时也体现出对病人的尊重。护士妆属于职业妆的范畴,总体要求是:端庄、简约、清丽、素雅。

1. 妆容修饰的步骤

（1）束发：进行妆容修饰前应将头发梳拢，避免散落的头发影响化妆。

（2）洁面与护肤：用合适的面部清洁产品彻底清洁面部皮肤，擦干后涂敷化妆水及护肤品，保护皮肤，便于上妆。

（3）涂粉底：粉底可以遮盖瑕疵、调和肤色、改善面部皮肤。选择与肤色相近的粉底颜色，使用海绵或手指，采用点、按、抹、压的手法，均匀地将粉底涂敷于整个面部，眼周、鼻翼、嘴角等表情丰富的部位要适当薄涂，以免脱妆。涂敷时注意下颌部和颈部的衔接，不要出现明显的界限和色差。

（4）定妆：用粉扑沾取适量散粉轻按面部，减少面部的油光感，防止粉底脱落，注意扫去多余的散粉。

（5）修眉和画眉：根据自己的脸型选择恰当的眉形，利用修眉工具修剪多余眉毛，使眉形清晰流畅。画眉前确定长度，选好眉头、眉峰和眉梢，选择与眉毛颜色接近的眉笔，顺着眉毛的生长方向，一根一根地描画出合适的眉形。注意突出眉毛的立体形状，眉头最低最粗，颜色最浅淡；眉峰位于整条眉毛的外 2/3 处，位置最高，颜色最深；眉尾最细，不能低于眉头。保证整个眉毛线条流畅，左右要对称。

（6）眼部化妆：眼部化妆要尽量简洁自然，不应浓妆艳抹，过度修饰。眼影颜色适宜选择棕色、深灰色等自然柔和的色系，尽量不使用柠檬黄、湖蓝、橙色、绿色等色彩艳丽、饱和度较高的颜色。涂抹时使用眼影刷，沿睫毛根部向上涂抹，体现出由深到浅的晕染效果。范围尽量控制在双眼皮褶皱线内侧，避免范围过大的烟熏妆。眼线以不画为宜，或者仅仅沿着睫毛根部画出纤细的上眼线即可，避免过长过宽的眼线。睫毛的修饰以略微涂抹睫毛膏为宜，工作场合不应使用假睫毛。

（7）晕染腮红：腮红颜色应与眼影、口红颜色同一色系，用腮红刷沾取适量腮红，根据脸型适量晕染。以颧骨为中心，长脸型者横向晕染，宽脸型者竖向晕染。

（8）画唇：根据眼影颜色及腮红颜色选择与之搭配的唇膏色，用唇刷均匀地涂抹整个唇部，注意轮廓突出，左右对称。唇色较好的人也可不用唇膏，仅用唇彩增加唇部光泽即可。护理人员工作妆的口红以浅色、透明色、鲜艳度低的颜色为佳。

（9）检查修补：与镜子保持 1m 左右的距离，观察妆面的整体效果，检查妆面颜色是否搭配恰当，左右是否对称，过渡是否自然、整体与局部是否协调，并进行调整修饰，使整个妆面呈现出较为理想的效果。

2. 化妆的禁忌

（1）忌离奇出众：妆面应根据个人年龄、职业、长相等情况进行修饰，不可脱离自己的角色定位。护士进行妆容修饰的目的是为了体现护士美好的职业形象，不可追求怪异、出格、过浓的妆容，不可喷香味浓重的香水，以免有损职业形象和个人形象。

（2）忌当众化妆：化妆应在专用的化妆间进行。护士上岗前应将自己的妆容修饰得当，不可在办公室、护士站、病房等场所化妆，既有碍他人，也不尊重自己。当众化妆，尤其在男士面前化妆，有吸引异性之嫌。

（3）忌借用他人化妆品：化妆者应随身携带补妆的化妆品，借用他人化妆品，既不卫生，也不礼貌。

（4）忌评论他人妆容：化妆是个人行为，且由于民族、肤色和个人文化素质差异，化妆各有不同的习惯和风格，切莫自以为是对他人妆容进行评论和非议。

（5）忌妆面残缺：化妆后注意及时自查，防止妆容出现残缺；因出汗或用餐等原因妆容残缺，应及时补妆。

（6）忌带妆休息：化妆品对皮肤有一定程度的损害，临睡前应彻底卸妆并涂护肤品，保护面部皮肤。

二、表情修饰礼仪

表情是人的思想感情和内在情绪的外露，表情真实可信地反映出人们的思想、情感、反应等各种复杂的心理活动和变化。"喜怒形于色"就是反映了这个道理。表情是一种无声语言，而且是一种世界性的"语言"，它超越地域文化的界限，几乎可以在世界上任何地区、任何人群中通用。尤其是在护理工作中，护士自信、亲切、沉稳的面部表情，可以给病人安全信赖感，使病人感受到情感的美好，有利于建立良好的护患关系，从而有效地促进各项护理工作的顺利进行。构成表情的主要因素是眼神和笑容。

> **知识链接**
>
> 美国心理学家艾伯特·梅拉比安把人的感情表达效果总结了一个公式：感情的表达 = 言语（7%）+ 声音（38%）+ 表情（55%）。

（一）眼神

眼神又称目光，是对眼睛活动的一种统称。眼睛是心灵的窗户，目光是面部表情的核心。人在各种感觉器官接收的信息总量里，眼睛接收的信息占大部分。在各种礼仪中，眼神运用得适当与否，直接影响表情，一双眼睛能传达喜、怒、哀、乐等不同的情感，是非语言交流的途径之一。

人们在日常生活中借助于眼神所传递的信息，称为眼语。眼语的构成一般涉及部位、时间、角度、方式和变化五个方面。

1. 注视部位　是在人际交往中目光所及之处。在护士与病人交往中，其目光注视部位要根据双方距离的远近以及工作内容而定。

（1）双眼：注视对方的双眼，表示自己在全神贯注地倾听对方的谈话，重视对方，也称关注型注视。当问候对方、听取诉说、征求意见、强调要点、表示诚意、向人道贺或与人道别时，也应注视对方双眼以示尊重，但应注意避免长时间注视以免双方感到尴尬。

（2）面部：在接待对方或与对方长时间交谈时可以将对方的整个面部作为注视区域，并避免目光长时间停留在一处，以散点柔视为宜。

1）额头至双眼：注视此区域，表示严肃、认真、正式，适用于极为正规的公务活动，称为公务型注视。

2）双眼至嘴唇：注视此区域，表示友好、亲切、信赖，是社交场合面对交往对象所用的常规方法，称为社交型注视。

3）双眼至胸部：注视此区域，表示亲近、关切，多用于关系密切的男女之间，称为亲密型注视。

（3）全身：双方相距较远时，可将对方全身作为注视点。在站立服务时，可采用注视全身的方法。

（4）局部：护士通常会因为实际工作需要，对病人身体的某一部位多加注视。如进行注射、导尿、灌肠、局部换药或查体等操作时。若没有任何理由，而去注视对方的头顶、胸部、臀部、大腿等部位，都是失礼的表现。

2. 注视时间　是交往双方相互注视时间的长短，注视时间往往代表着重视的程度。在交谈中，听的一方通常应多注视说的一方。

（1）表示友好：注视对方的时间应占全部相处时间的 1/3 左右。

（2）表示重视：注视对方的时间应占全部相处时间的 2/3 左右，以示关注，如听报告、请教问题或为病人进行入院评估时。

（3）表示轻视：注视时间不到相处时间的 1/3 时，表示轻视或不感兴趣，不易赢得对方的信任。

（4）表示敌意或兴趣：注视时间超过全部相处时间 2/3 以上，表示对对方发生兴趣或者表示对对方抱有敌意。

3. 注视角度　是目光发出的方向，反映与交往对象的亲疏远近。

（1）平视：视线呈水平，与对方视线相平，表示双方地位平等。一般适用于在普通场合与身份、地位平等的人进行注视。

（2）侧视：是平视的一种特殊情况，即居于交往对象的一侧，面向对方，平视看对方。它的关键在于面向对方，否则即为斜视对方，那是失礼的表现。

（3）仰视：注视对方时，本人居于低处，需要抬头向上仰望对方，表示尊重、敬畏、信任和期待，适用于晚辈对尊长。

（4）俯视：注视对方时，本人居于高处，需要低头向下俯看对方，往往带有自高自大之意，因此一般社交场合应注意避免使用。也可表示长辈对晚辈的宽容、怜爱，在护理工作时，护士为卧床病人进行各项护理操作时常用俯视，表示爱护之意。

4. 注视方式　是社交场合注视他人的方式。

（1）直视：指直接地注视交往对象，表示认真、尊重，适用于各种情况。

（2）凝视：是直视的一种特殊情况，即全神贯注地进行注视。

（3）盯视：即目不转睛，长时间地凝视某人的某一部分。表示出神或挑衅。

（4）虚视：是相对于凝视而言的一种直视，其特点是目光不聚焦于某处，眼神不集中。表示胆怯、疑虑、走神或是失意、无聊。

（5）扫视：指视线移来移去，注视时上下左右反复打量。表示好奇、吃惊，不可多用，对待异性尤其应禁用。

（6）睨视：指斜着眼睛注视。多表示怀疑、轻视。

（7）眯视：指眯着眼睛注视。表示惊奇、看不清楚。

（8）环视：指有节奏地注意不同的人员或事物。表示认真、重视。

（9）他视：与某人交往时不注视对方，反而望着别处。表示胆怯、害羞、心虚、生气、无聊或没有兴趣。

5. 眼神变化　在人际交往中，目光是时刻变化的，包括眼睑的开合、瞳孔的变化、眼球的转动、视线的交流等，它们往往协同进行，共同演绎情感传递。

（1）眼睑的开合：眼睛周围的肌肉运动使眼睑的开合产生变化，从而体现人的内心情绪变化和情感传递。瞪大双眼，表示愤怒、惊愕；睁圆双眼，表示疑惑、不满。眼皮眨动一般每分钟 5～8 次，眼睑眨动过快表示活跃、思索；眼睑眨动过慢表示轻蔑、厌恶等。有时眨眼还可表示调皮或不解。

（2）瞳孔的变化：瞳孔的变化反映着人们的内心世界。平时变化不多，若突然变大，发出光芒，表示惊奇、喜悦、感兴趣；突然缩小，黯然无光，表示伤感、厌恶、毫无兴趣。

（3）眼球的转动：眼球反复转动，表示内心活动剧烈；悄然挤动，表示暗示。

（4）视线的交流：人际交往中，视线交流可表示特殊含义，例如爱憎、补偿、威吓等。

此外，人际交往中在正确运用目光的同时，还要时刻观察对方目光的含义，从对方的目光变化中分析其内心活动和意向，及时调整自己的目光表情和谈话内容，以便顺利开展工作。

（二）笑容

笑容是人的一种生理现象，也是人们思想感情的外露。它具有沟通感情、传递信息的作用，是人们相互交融、相互感染的过程。可以消除人与人之间的陌生感，使人产生心理上的安全感、亲切感和愉悦感，创造出融洽、和谐、互尊、互爱的气氛，减轻人们身体上和心理上的压力。

护士在工作中决不能忽视笑的作用，尤其是微笑。自然真诚的微笑具有多方面的魅力，它虽然无声，却可以表达出高兴、同意、赞许、同情等许多信息。在护理工作中护士应当保持微笑，可以拉近与病人的距离，给病人带来温暖和希望，增添战胜疾病的勇气和信心。从护患关系来看，微笑可消除双方隔阂。从护理的效果来看，微笑是护患交往中的催化剂。护士在工作中若能从微笑开始，用微笑护理，以微笑结束，必然会获得病人的满意，从而得到良好的护理效果。

ER-2-2　微笑的力量：十二次微笑的故事（文档）

1. 微笑的基本要领　笑的共性是面露喜悦之色、表情轻松愉快，个性在于具体的眉部、唇部、牙部、声音以及彼此之间的动作幅度及配合程度不同。微笑时面部肌肉放松，表情轻松愉快，面露喜悦之色；目光柔和发亮，双眼略微睁大；眉头舒展自然，眉毛微微上扬而成弯月形；两嘴角要自然上翘，双唇自然闭合，不露牙齿，但也不是绝对的；自觉控制发声系统，笑不出声。此外还应注意与眼神相配合，发自内心，渗透感情，自然流露，切不可故作笑颜，变成皮笑肉不笑，给人做作、虚假的感觉。

2. 微笑的训练方法

（1）咬筷子练习法：面对镜子，用门牙轻轻地咬住筷子，把嘴角对准筷子，两嘴角微微翘起，连接嘴唇两端的线要与筷子在同一水平线上，保持这种状态 10 秒钟后，轻轻拿下木筷子，维持原状。

（2）e 字微笑练习法：面对镜子，发英文字母"e"音，抬高嘴角两端，但要注意下唇勿用力过大。

（3）练习眼中含笑：如果一个人嘴角上翘，眼睛仍是冷冰冰的，就会给人虚假的感觉。取厚纸一张，遮住眼睛以下，对着镜子，心想最让自己高兴的事情使笑肌抬升收缩鼓起双颊，嘴角两端做出微笑的口型，观察镜中眼睛会呈现十分自然的表情。

3. 微笑的注意事项

（1）掌握要领：掌握微笑的要领可以帮助人们在人际交往中展现出最美、最富魅力的微笑。

（2）自然真诚：微笑应当"发乎情，出乎心"，体现美好的心灵，蕴涵丰富的情感，透出内心的纯真，是自然大方的流露，是真诚友善的传递。护理工作者用"诚心"托起的微笑会得到病人和家属的信任与敬重,建立和谐的护患关系。

(3)和谐统一:微笑是眉、眼、鼻、口、齿以及面部肌肉和声音各部位的综合运动,在口形运动的同时,各部位相互协调。

(4)注意适度:虽说微笑是一种极富魅力的非语言信息,但人际交往中微笑也应适度,应当善于把握而不能随意滥用。不合时宜的笑容,有时会适得其反。如面带微笑告诉病人家属一个不幸消息时,就会有幸灾乐祸的嫌疑;看着残疾病人困难地行动而面带微笑时,就会严重伤害他们的自尊和情感。因此,微笑要符合场合与环境,符合当时情境下人的心态,恰当地用微笑表达情感。

4. 笑的禁忌 日常生活中,笑的种类很多。在正式场合应注意不能出现以下失礼、失仪的笑,例如矫情造作的假笑、幸灾乐祸的暗笑、话中带刺的讥笑、贬低他人的嘲笑、阿谀奉承的媚笑、引起敌意的冷笑、看人出洋相的窃笑、不怀好意的狞笑、心存诡计的奸笑、不三不四的怪笑等。

知识链接

不同情绪的面容表情

1. 快乐　眼睛睁大,嘴张开,唇角向后,眉毛上扬。
2. 兴奋　眼睛睁大,嘴角微微上扬,眉毛上扬。
3. 兴趣　眼睛轻轻一瞥,嘴角向上,鼻孔正常开合,眉毛上扬。
4. 严肃　眉毛拉平,注视额头,嘴抿紧或微笑向下拉。
5. 宁静　微笑,眉毛拉平,平视或视角向下,嘴唇闭拢。
6. 厌恶　眼睛稍变小伴有眼球转动,皱眉皱鼻,嘴角拉平或向下。
7. 悲哀　眼睛部分或全部闭拢,两眉紧靠,嘴角张开扭曲。
8. 愤怒　眼睛睁大,眉毛倒竖,嘴角向两侧拉开,下唇充满力感。
9. 恐怖　眼睛睁大,眉毛向上,鼻翼扩大,嘴张开。

三、身体修饰礼仪

身体修饰同样是礼仪活动的重要组成部分,许多礼仪形式都是通过肢体动作来完成的,护士的肢体语言丰富,经常会备受关注,能直接、生动地向对方感官传达信息,所以不能忽略肢体的修饰。

(一)手臂的修饰

手臂通常被视为服务人员的"第二张名片",护士在工作中使用手臂的机会很多,因此对手臂的修饰有更加严格的要求。

1. 手 手是手臂的中心部位,在日常生活和工作中起到至关重要的作用。作为护理人员,一双清洁、灵巧的手能给病人一种信任感和安全感,为其带来巨大的心理安慰和战胜疾病的信心。

(1)清洁与保养:在日常生活中,手是接触人和其他物品最多的地方,为了保持手部的清洁、卫生、健康,应勤于洗净双手,冬季洗手后应涂护手霜以保持手部皮肤的滋润。工作岗位上的护士,在进入和离开病房前、接触清洁物品前及处理污染物品后、无菌操作前后以及接触伤口前后都应进行规范的洗手及护手。此外,护士在工作中应避免用双手接触自己的头面,例如揉眼睛、抠鼻孔、剔牙齿、挠头发等。

（2）修剪指甲：护士工作期间,首先不允许留长指甲,长指甲不仅不符合护理工作者的身份,而且还容易藏污纳垢,给人不卫生的印象。因此指甲要经常修剪,其长度不应超过指尖,在修剪手指甲时,应同时清洁甲沟附近的皮肤。其次,指甲不要过于修饰。不可涂色彩艳丽的指甲油,以免对病人产生不良刺激,引起情绪上的烦躁不安。此外,应避免在公众场合修剪指甲等不文明、不礼貌的举止。

2. 肩臂　按礼仪规范要求,在正式场合,肩部以下的手臂都是不应暴露的。护士在工作中着短袖工作服时,若手臂汗毛较为浓密,应采取适当措施去除。腋毛属于"个人隐私",是不应该被外人所见的,女士尤其要注意这一点。非正式场合,若打算穿着暴露腋窝的服装,应脱去腋毛,既美观又是对他人、对自己的尊重。

（二）下肢的修饰

人际交往中,人们常有"远看头、近看脚"的观察他人习惯。工作岗位上的护士,不仅态度、容貌、操作被服务对象注意,腿脚部在近距离之内也常被他人注意,护士应注意腿脚部的清洁与卫生。

1. 严禁裸露　护士上岗应鞋袜整齐,否则既不美观又不卫生。修饰美化下肢时,首先要注意保持清洁,不穿残破有异味的袜子,不在他人面前换、脱鞋袜。穿着夏季裙式工作装时,应配上肉色或浅色长筒袜,不可直接裸露腿部。无论是穿长袜还是短袜,袜口都不能露于裙摆或裤脚之外。男性护士工作时不宜穿短裤、暴露腿部,应穿长工作裤。护士上岗时应穿规定的护士鞋,并做到定期清洁保养,使其干净、舒适、方便、美观。

2. 适度美化　下肢虽不是职业人士修饰的重点,但从整体形象的角度考虑,也应注意对其进行适当的美化。首先,注意修剪脚趾甲,使其长度适中、外形美观、整洁卫生,同时保持甲沟的清洁卫生。其次,忌在指甲上涂画彩妆。如果腿部汗毛浓密较多,应尽量穿长裤,必要时应采取适当措施去除,以免失仪或影响美观。

第二节　合理穿着得体的服饰

◎ 案例

小丽是个热爱时尚的女孩,喜欢追随潮流,总喜欢在网上购买明星同款衣服,然而买回来后非但没有穿出明星的味道,反而显得不伦不类。随着网络的便利,人们在淘宝、天猫购买衣服已经不是新奇事了,而淘宝一些买家秀图片着实令人哭笑不得。有人曾戏言,令淘宝店主头疼的往往不是差评,而是评论区奇葩的买家秀图片。

◎ 请问

如何选择适合自己的服装？

服饰是文明社会的产物,它是人们穿着的服装和配戴的饰品的组合,是仪表的重要组成部分,在人际交往中可以传递人的思想和情感。莎士比亚曾说："服饰往往可以体现人格。"服饰在很大程度上反映了一个人的身份、职业、爱好、社会地位,甚至反映了一个人的文化素养、个性和审美品位。大方得体的服饰使人有一种无形的魅力，有助于人们在人际交往中形成良好的第一印象。在医疗卫生行业中，每一个护理人员的着装，既反映了护士自身的职业形象，同时又代表了所在单位的形象及其规范化程度，因此有必要学习相关的服饰礼仪。

一、生活着装礼仪

生活中的着装既是一门技巧，更是一门艺术。著名意大利影星索菲亚·罗兰深有感触地说过："你的服装往往表明你是哪一类人，它们代表你的个性，一个和你会面的人往往自觉不自觉地根据你的衣着来判断你的为人。"

（一）着装的基本原则

1. **"TPO"原则**　TPO 原则很准确的阐述了服装与着装环境的关系。T 指时间（time）、P 指地点（place）、O 指目的（object）。其含义是指衣着打扮要符合自己所处的时间、地点、并要达到其着装的目的。

（1）时间原则

1）符合时代要求：不同时代穿衣的要求不同，唐朝时人们穿宽袍大袖的服装，清朝时穿长衫马褂。即使同一个时代，潮流也在不断地改变。因此，着装应把握时代的潮流和节奏。

2）符合季节的更迭：一年四季中，随着季节的更迭，着装应随之而改变。夏天的服饰应以透气、吸汗、简洁、凉爽、轻快为原则；而冬天应选择保暖、御寒、大方为原则，避免冬衣夏穿和夏衣冬穿。

3）符合时间的不同：白天上班需面对职业对象，应选择合身而严谨的职业装，晚上可穿宽大、舒适及随意的服装。

（2）地点原则：无论在室内或室外、国内或国外、单位或家中，不同的地点，着装应有所不同。在医院上班穿着白大衣，逛街购物穿休闲装，在家休息穿家居服，都是符合与地点相适应的原则。如果穿着紧身裙去郊游登山，穿牛仔裤、T 恤衫参加严肃会议，穿超短裙出现在着装保守的阿拉伯国家都是极不适宜的。

（3）目的原则：人们的着装体现一定的意愿，即着装留给他人的印象是有一定预期的。着装应适应自己所扮演的社会角色。服装的款式在表现服装的目的性方面可发挥一定的作用。穿着款式庄重典雅的服装参加学术会议，显得该参会者郑重，认真对待会议。

2. **适应性原则**

（1）与年龄相适应：年轻人可选择活泼浪漫的服装，体现其青春和朝气。中年人宜选择较正式的西服、套装以及质地上乘的休闲装，体现其高雅和整洁。老年人的服装款式力求简洁美观、舒适随意，即三围松紧适当，不求过分束腰紧身。

（2）与肤色相适应：中国人是黄种人，健美的肤色应是白里透红、润泽光亮、富有弹性，这种肤色对服装的选择面较宽，无论明暗、深浅都较适合。而肤色偏黑的人则宜选择明亮、浅色的服装，如浅黄、浅粉、奶白色等，以衬托起肤色的明亮感。

（3）与体型相适应：体型较胖者适宜穿"V"字领或纵方向开领，有细长感，色彩有收缩感的深色和暗色以及纵形条纹的服装。体型较瘦者可在服装上使用花边和折纹，色彩选择有扩张感的浅色和亮色以及大图案的服装，从而产生良好的视觉效果。

3. **整体性原则**　正确的着装应统筹考虑并精心搭配，使各部分相互呼应、配合，整体上完美和谐。着装要坚持整体性，重点应注意两方面：一方面应恪守服装本身约定俗成的搭配，如西服搭配衬衣、皮鞋。另一方面使服装各个部分相互适应，局部服从整体，展现着装的整体美，如装饰物的选择应同着装主色相近或呈对比色。

4. 个体性原则　在选择服装时，不同性格表现出的服饰语汇迥然不同。性格外露的人喜爱奔放的牛仔装、迷你裙、运动鞋等，偏爱明亮色彩。文静内向的人则更推崇柔美优雅的着装风格，喜欢朴素、稳重的色彩。穿着打扮事在人为，要善于发现自身的美，在整体和谐的穿着原则下，有选择、有意识地用服饰装扮自己，体现自身的个性美。

5. 适度性原则　衣服要穿着得体又有品味，首先要了解自己的体型，选择适合的服装色彩、图案，通过恰当的服饰配件来体现个人的穿着风格，因此应讲究适度性原则。

6. 技巧性原则　衣服要穿着得体又有品味，首先要了解自己的体型，选择适合自己的服装色彩、图案，才能掩盖身材的缺点，展现优点，同时通过恰当的服饰配件来体现个人的穿着风格。

（二）服装的基本要素

1. 面料

（1）纯棉：以棉花为原料织成，具有保暖、吸湿、耐热、耐碱、卫生等特点。它多用来制作时装、休闲装、内衣和衬衫。它的优点是轻松保暖、柔和贴身，吸湿性、透气性良好。缺点是易缩、易皱、易起球，外观上不大挺括美观，须时常熨烫。

（2）麻布：以各种麻类植物纤维制成的一种布料。一般被用来制作休闲装、工作装，目前也多以其制作普通的夏装。它的优点是强度极高，吸湿、导热、透气性甚佳。缺点是外观较为粗糙、生硬，穿着不够舒适。

（3）棉麻：棉麻混纺布一般采用 45% 棉与 55% 麻或棉、麻各 50% 比例进行混纺。外观上保持了麻织物独特的粗犷挺括风格，又具有棉织物柔软的特性，改善了麻织物不够细洁、易起毛的缺点。棉麻混纺交织物多为轻薄型，适合夏季服装。

（4）丝绸：以蚕丝为原料纺织而成的织物，尤其适合用来制作女士服装。它的优点是质地柔软，手感滑爽，富有弹性，外观清雅爽洁，具有良好的透气性和悬垂性，穿着舒适、飘逸、凉爽、透气。缺点是易褶皱、易吸身、易破损、易褪色。

（5）呢绒：用各类羊毛、羊绒、兔毛等织成的织物，是理想的高档职业装面料，用以制作礼服、西装、大衣等正规、高档的服装。它的优点是防皱耐磨、手感柔软、高雅挺括、富有弹性、保暖性强。缺点是洗涤较为困难，不适宜制作夏装。

（6）皮革：皮革一般分为两类：一是革皮，即经过去毛处理的皮革。二是裘皮，即处理过的连皮带毛的皮革。它的优点是轻盈保暖，雍容华贵。缺点则是价格昂贵，贮藏、护理方面要求较高，故不宜普及。多用于制作时装、冬装。

（7）化纤：化学纤维的简称，是利用高分子化合物为原料制作而成的纤维纺织品。分为人工纤维与合成纤维两大门类。它们共同的优点是色彩鲜艳、质地柔软、悬垂挺括、滑爽舒适。缺点则是耐磨性、耐热性、吸湿性、透气性较差，遇热容易变形，容易产生静电。虽可用以制作各类服装，但总体档次不高，难登大雅之堂。

（8）混纺：将天然纤维与化学纤维按照一定的比例，混合纺织而成的织物。它的长处是既吸收了棉、麻、丝、毛和化纤各自的优点，又尽可能地避免了它们各自的缺点，而且在价值上较为低廉，颇受大众欢迎。可用来制作各种服装。

2. 色彩　色彩对人的刺激最快速、强烈而深刻，因此被称为"服装之第一可视物"。在穿着服装时，对色彩的选择应考虑个性、爱好、季节，同时兼顾他人的观感和所处的场合。

欲在服装的颜色上获得好的效果,应掌握相应的有关色彩的知识。

(1)色彩的特性:从本质上讲,色彩是人的眼睛对物体反射的不同波长的光所产生的印象。当光源发出的光碰到不透明的物体,一部分光被吸收,剩下部分光线反射到眼睛里,就形成人们肉眼所见的色彩。色彩的基本特征有:

1)色彩的冷暖:不同波长的光给人的感觉是不同的,这种感觉即色相,如红、黄、蓝等。色彩因色相不同而使人产生温暖或寒冷的感觉。红、橙、黄给人以温暖感,使人想到太阳和火光,这样的颜色称为暖色;而蓝、蓝绿、紫给人以寒冷的感觉,使人想到海水,这样的颜色称为冷色。

2)色彩的轻重:色彩明暗变化的程度,称为明度。不同明度的色彩给人以轻重不同的感觉。色彩越浅,明度越强,使人有上升感、轻感;色彩越深,明度越弱,使人产生下垂感、重感。人们平时的着装一般讲究上浅下深,以使人体比例感觉起来更加和谐。

3)色彩的软硬:色彩的软硬感主要取决于明度和纯度。明度较高,纯度又低的色彩有柔软感,如粉色;明度低,纯度高的色彩有坚硬感,如纯黑色。

4)色彩的缩扩:一般而言,冷色、深色属收缩色,暖色、浅色则为扩张色。冷色和深色使人更苗条,而暖色和浅色使人更丰满。不同的颜色可为着装者起到不同的避短遮盖的作用。

(2)色彩的象征:不同的色彩引起人们不同的心理效应,有不同的象征意义。

1)白色:白色是一种纯洁、祥和及朴实的色彩,给人以明快、无华的感觉,是纯洁高尚和坦荡的象征。白色鲜明亮丽,不会给人压抑的感觉。

2)红色:红色是最能引起人们兴奋和产生快乐情感的颜色。它使人联想到鲜血、生命、太阳和火焰,象征热情、自信、权威、力量和喜悦。穿着红色服装显得有朝气、青春和活力。在我国红色代表喜庆、幸福及革命。

3)紫色:紫色是一种华贵、充盈的色彩,象征神秘、高贵、优雅、浪漫和财富。

4)橙色:橙色是一种明快、富丽的色彩,能引起人们的兴奋与欲求,使人联想到阳光,是活力和温暖的象征。

5)灰色:灰色是一种柔弱、平和的色彩,象征诚恳、稳重、大方、朴实和可靠,给人以平易、脱俗、大方的感觉,是服装色彩中最文雅、最能给人以平易近人印象的色彩之一。

6)蓝色:蓝色是一种柔和、宁静的色彩,使人联想到天空和海洋,给人以高远和深邃的感觉,象征宁静、智慧与深远。职业场合的深蓝色能给人以严谨、权威、专业、理性和传统的印象。

7)绿色:绿色是一种清爽、宁静的色彩,使人联想到青春、活力和朝气,象征自由、生命、希望与和平。黄绿色还能给人以清新、活力和可爱的印象;墨绿、橄榄绿等暗绿色则给人以沉稳、知性的感觉。

8)黑色:黑色是一种低调的颜色,象征权威、神秘、高雅、沉着。当需要体现权威、专业、正式、严肃时,可选择穿黑色;当需要体现神秘、高贵、优雅、品味时,也可选择黑色。黑色是最经典的底色之一,可和任何颜色搭配,从而营造出不同的效果。

单独的一种颜色不能判断其漂亮与否,它总是与周围环境的色彩相比较而言的。人们穿衣服的颜色也要和着装者的肤色、穿着的环境相适应,以此选择适合自己的色彩。

(3)色彩的搭配:不论是整体运用还是局部运用色彩,都应讲究科学搭配。科学的配色方法,使人更好地表达个人气质,达到期望的效果。下面介绍几种常用的配色方法:

1)统一法:采用色相相同,明度和彩度不同的颜色进行配色,以便创造出和谐之感。统一法配色适合工作场合或庄重的社交场合的着装配色。在搭配时注意深浅色的衔接应过渡自然。如浅灰色配深灰色、墨绿色配浅绿色等。

2）对比法：指的是在配色时运用冷暖、深浅和明暗两种特性相反的色彩进行搭配的方法。它可使着装在色彩上反差强烈，静中有动，突出个性，如红与绿、黑与白等。

3）点缀法：在采用统一法配色时，为了产生一定变化，在某些局部选用其他某种不同的色彩点缀袖边、领口、口袋或装饰等，起到画龙点睛的作用。

4）时尚法：在配色时酌情选用正在流行的某种颜色，用于普通的社交场合与休闲场合的着装，但在应用时应考虑场景和年龄等因素。

（4）正装的色彩

1）三色原则：三色原则是选择正装色彩的基本原则。它要求正装的色彩在总体上应当以少为宜，最好不超过三种色彩。坚持三色原则有助于保持正装的庄重感，并使正装在色彩上显得规范、简洁、和谐。

2）基本色彩：正装的色彩一般应为单色或深色，无图案。最标准的套装色彩是蓝色、灰色、棕色和黑色；衬衫的色彩最佳为白色；皮鞋、袜子、公文包的色彩宜为深色，以黑色最为常见。

3. 款式　服装的款式是指服装的造型、种类和式样。它不仅与着装者的性别、年龄、体型、职业及偏好有关，也受制于文化、习俗、道德、宗教及时尚流行趋势等。按照风格的不同，服装可分为礼服、职业服装和休闲服装。

（1）礼服：礼服一般在婚庆、访问、庆典和酒会等各种特别场合穿着。它能表达人际关系的婚、丧、喜、庆等各种特殊的感情。礼服的选择应根据穿着的时间、地点、环境等综合因素确定。在我国，正式场合可穿着传统旗袍，它能表现出中国妇女的婉约之美。作为礼服式的旗袍，一般采用紧扣的高领、贴身、长度过膝、两旁开叉、斜式开襟，袖口至手腕上方或肘关节上端的款式。注意旗袍两边开叉不宜过高，旗袍的面料以绸缎、织锦缎或绣花缎为最佳。穿着时，可搭配高跟或半高跟鞋或缎制、丝质或天鹅绒质料的鞋。黑色是西式礼服常选用的颜色，但由于东方人是黑头发、黑眼珠，如果穿黑色礼服会使人显得暗淡，所以应注意搭配其他色彩醒目的配件，而且配件可以相对华丽些，以使人更为生动。

（2）职业服装：工作时按照职业的要求穿着的服装称为职业服装。

1）工装或制服：如警察、工人、医生、护士等上班穿着的服装。这类服装的面料、色彩和款式统一，线条流畅，简洁明快，适应性强，能标志职业特色，体现职业形象。

2）适合办公室环境的服装：主要包括西服套装和女式裙、裤式套装。这类服装风格严谨，色彩素雅，制作精良，显得规范庄重，很能体现职业人士的精明干练，让人产生信任感。

（3）休闲服装：这类服装适合在闲暇时间或非正式的场合穿着，讲究舒适自然，如运动装、牛仔装、毛衣、T恤衫等。休闲装没有固定的模式，可最大限度地发挥个人的爱好和个性。休闲服装能充分展示服装的无穷魅力，为在不同场合的着装提供了更多的选择。

二、工作着装礼仪

随着医学科学的迅速发展，医学模式的转变给医院提出了更高的要求。护士在工作岗位上应着护士服，其规范的着装则向社会展示护士严谨自信、优雅庄重、诚信大方的工作作风和职业风采，给自己信心，给病人以信任感。

（一）护士工作着装具体要求

1. 帽子

（1）燕帽：燕帽造型甜美、纯真、可爱，像白色的光环，圣洁而高雅。燕帽有方角和圆弧角两种款式,是护士职业的象征。燕帽要洁白平整,能挺立,无皱折。燕帽要轻巧的扣在头顶,戴正戴稳,帽子的扣子高低适中,两边微翘,前后适宜,帽子前沿距发际 4～5cm,戴帽前将头发梳理整齐,以低头时前刘海不垂落遮挡视线,后发不及衣领、侧不掩耳为宜。帽后用素色小发卡固定并卡好,发卡不得显露于帽子的正面,以低头或仰头时不脱落为度(图 2-1)。

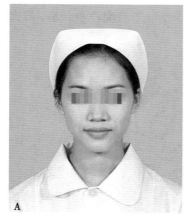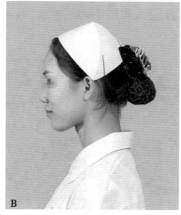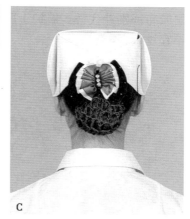

图 2-1　燕帽
A. 正面;B. 侧面;C. 背面。

(2)圆帽:圆帽其主要作用是防止由于头屑造成或可能造成的污染。为了保护性隔离和无菌技术操作的需要,手术室、产房、骨髓移植室、重症监护室等无菌环境和传染科,工作时必须佩戴圆帽。在佩戴圆帽前,应仔细整理好发型,头发应全部放在圆帽内,前不遮眉不露刘海,侧不掩耳,后不露发际,缝线放于脑后正中,帽边缘应平齐(图 2-2)。

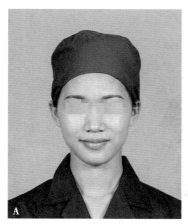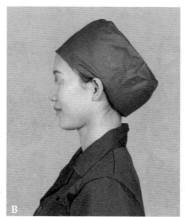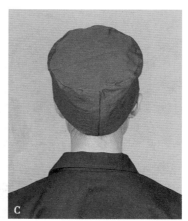

图 2-2　圆帽
A. 正面;B. 侧面;C. 背面。

2. 护士服　护士服是护士职业礼服,多为裙服,以简洁大方和便于护理操作为设计原则。医院根据科室服务对象的特点,订制的护士服也有色彩方面的差别。一般情况下,护士服选择白色,体现护士职业的神圣纯洁,如门诊部和病区;手术室的护士服多为墨绿色;急诊科多为橄榄绿或淡蓝色,胸前和衣袖有急救标志,一般为分体的上衣和长裤,有利于急救操作；儿科护士常穿淡绿色或粉红色护士服，以明快温馨的色彩给儿科病人减少恐惧感；男护士一般为白色工作服或分体式服装，服饰要庄重得体。护士服应以裙装为主，长短适宜，衣长刚好过膝，袖长至腕部。腰部用腰带调整，腰带平抚，宽松适度。护士服的衣扣领扣要扣齐，衣服内领不得外露（图 2-3、图 2-4）。男护士服穿着时注意不着高领及深色内衣（图 2-5）。袖扣扣齐，使内衣袖口不外露、不卷袖，袖口保持清洁干净。缺扣要及时钉上，禁用胶布或别针代替。着护士服时，个人裙摆不超过护士服，冬季一般下身配白色长裤，裤脚不宜过长、不卷裤脚。

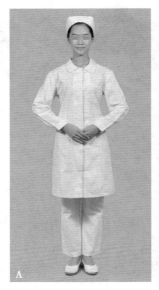 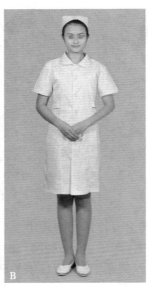

图 2-3 裙式护士服
A. 长袖；B. 短袖。

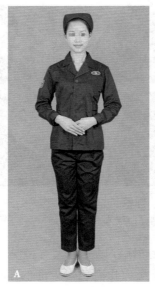 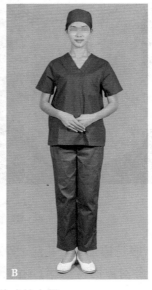

图 2-4 分体式护士服
A. 长袖；B. 短袖。

3. 口罩 佩戴口罩应完全遮盖口鼻,戴至鼻翼上,四周无空隙,吸气时以口罩内形成负压为适宜松紧,无菌操作与防护传染病时必须戴口罩。戴口罩的注意事项:工作时应及时戴上或取下口罩,取下后应将污染面反折于内叠好,放在护士服上面的口袋里;若操作没有结束,中途不能取下口罩;戴口罩与人长时间讲话会让人觉得不礼貌,要注意及时摘下;口罩应每天清洗更换、保持洁净。(图2-6、图2-7)

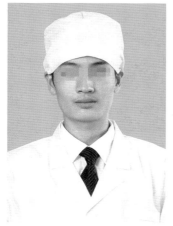

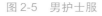

图 2-5 男护士服

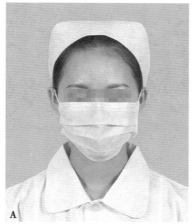

图 2-6 简易口罩
A. 正面;B. 侧面。

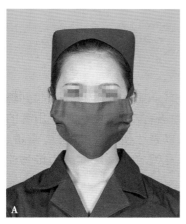

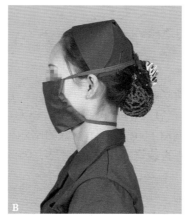

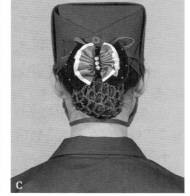

图 2-7 系带口罩
A. 正面;B. 侧面;C. 背面。

4. 袜子 袜子一般选择单色,勿将袜口或裸腿露在护士服外,无论下身配穿工作裤或工作裙,袜子均以浅色、肤色为宜,与鞋色相协调,注意不穿深色、有破口或脱丝的袜子。

5. 护士鞋 护士工作时不穿高跟鞋、响底鞋、拖鞋、尖头鞋,应穿白色低跟、软底防滑、大小合适的护士鞋。这样护士每天在病区不停地行走时,既可以防止发出声响、保持速度,又可以使脚部舒适、减轻疲劳。(图2-8)

(二)护士工作着装禁忌

1. 忌过分杂乱、搭配不规范。

2. 忌过分肮脏、有异味。

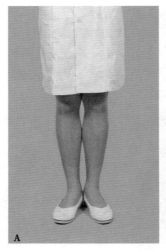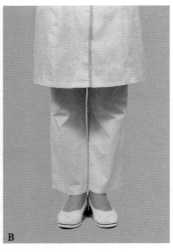

图 2-8 鞋袜
A. 裙装鞋袜;B. 裤装鞋袜。

3. 忌无扣、过分残破。
4. 忌过分鲜艳,给人压力。
5. 忌过紧或过肥、不合身体。
6. 忌过分短小,衣不遮体。
7. 忌过分透视、不庄重典雅。
8. 忌过分暴露,常给人轻浮之感。

三、饰物佩戴礼仪

饰品是人们在着装的同时所选用佩戴的装饰性物品。它对于人们的穿着打扮可起到辅助、烘托、陪衬和美化的作用。在社交场合,饰物是一种无声的语言,可借以表达使用者的知识、阅历、教养和审美品位;同时它也是一种有意的暗示,借以表达使用者的地位、身份、财富和婚恋现状。在现代,饰品的装饰意义更加明显。因此,美观、实用、配套成为饰物的基本指导思想。

(一)佩戴饰品的基本原则

1. **数量规则** 以少为佳,如果想同时佩戴多种首饰,不可超过三种。除耳环、手镯外,戴同类首饰最好不要超过一件,但新娘可以例外。

2. **质地规则** 争取同质,戴镶嵌首饰时,应使其被镶嵌物质地一致,托架也应力求一致。

3. **色彩规则** 力求同色,如同时佩戴两件或两件以上首饰,应使其色彩一致。戴镶嵌首饰时,应使其与主色调保持一致。

4. **身份规则** 所戴首饰应符合身份,不仅要照顾个人爱好,更应注意与个人的性别、年龄、职业、工作环境等保持大体一致。

5. **季节规则** 季节不同,所选戴的首饰也应不同。银色、艳色首饰适合在温暖的季节佩戴;而金色、深色首饰适合在寒冷的季节佩戴。

6. **体型规则** 选择首饰应考虑自身的体型、脸型等特点,以达到掩饰自身不足、增加美感、避短扬长的作用。

7. 习俗规则　不同国家、民族和地区，其佩戴首饰的习惯多有所不同。对此，一方面应了解其不同，另一方面应尊重他人的习惯。

8. 搭配规则　戴首饰应与所穿的服饰相协调。佩戴的首饰是服饰的一部分，要兼顾所穿服饰的质地、款式、色彩，并努力使之在风格上相互搭配。

（二）护士佩戴饰品礼仪

在工作岗位上，护士佩戴饰品时应以少为佳，甚至可以不戴任何首饰，这点对于男护士来讲，尤为重要。

1. 表　护士在工作场合一般可佩戴胸表，因胸表无需手取即可直接用于测量时间，少了污染机会。可将其挂于左侧胸前。

2. 戒指　护士在工作时不应戴戒指，因其既会影响护理操作的正常进行，又容易存留细菌增加污染机会，同时也不利于对戒指的保护。

3. 耳饰　护士在工作时不应戴耳环、耳链、耳坠等。因耳钉较耳环更为小巧含蓄，所以，一般情况下，允许女护士佩戴耳钉。

4. 项链和挂件　护士在工作场合一般不宜佩戴项链和挂件，即便佩戴，也只能将其戴在工作服以内，而不宜显露在外。

5. 手链、手镯、脚链等，护士在工作时不宜佩戴。

在护理工作中，美丽适宜的服饰能展现护士的外在美，精湛的技术和良好的服务能体现护士的内在美，外在美与内在美相互结合，使病人在美的感受下鼓起与疾病斗争的勇气，更好地配合治疗与护理，尽快恢复健康。

本 章 小 结

护士专业得体的职业形象是护理职业对护士外部形象的要求，包括护士的仪容和服饰。通过本章的学习，使学生掌握护士仪容礼仪的主要内容和具体要求，眼神和微笑的应用，工作着装的具体要求，并在以后的学习生活中注意始终用礼仪标准规范自己，根据不同的环境及工作场合恰当塑造自己良好的职业形象，展现个人整体素质。

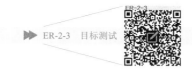

ER-2-3　目标测试

（赵全红　李亚楠　马　丽）

第三章 | 护士规范的工作举止礼仪

ER-3-1 护士规范
的工作举止礼仪
（课件）

学习目标

1. 掌握护理工作中的举止礼仪常识。
2. 熟悉护理工作举止礼仪的正确方法以及禁忌。
3. 了解护士举止礼仪在护理工作中的重要意义。
4. 学会从事护理工作所必需的举止礼仪文化知识。
5. 培养学生在工作中有提供优质服务的技能，具有良好的护士礼仪修养。

第一节　护士端庄的静态举止礼仪

◎ 案例

护士小张性格活泼、乐于助人，但是相比其他同事来说性格过于大大咧咧，不拘小节，在站着、坐着的时候总是不注意细节，到临床工作后很多病人不太喜欢她，说她有点流气，感觉靠不住，小张为此十分苦恼。

◎ 请问

1. 小张哪里出了问题？
2. 如果你和小张是同事，你应该如何帮助小张呢？

仪态礼仪是人们在交往的过程中所表现出来的各种姿态，是一种非语言的沟通方式，它既可以是静态的，也可以是动态的，两者恰当的结合，才能展现出护士完美的状态。在人们的交往过程中，非语言沟通占到55%，语言占到45%，这说明了非语言沟通的重要性。非语言沟通又分为两种，静态非语言与动态非语言，静态非语言包括：站姿、坐姿、蹲姿、持物等姿态。

一、挺拔秀美的站姿

站姿，又称为站相，人站立时的一种静止状态，是各种姿态的基础状态，民间俗语说"站有站相"，指的就是挺拔、优雅、秀美的站姿。人们常常形容女子的站姿美为"亭亭玉立"，男子的站姿美为"立如松"，因为这样的站姿让人觉得端庄又大方，对于护士来说，站姿常常是病人对于自己第一印象的开始，这样站姿就显得尤为重要。（图 3-1）

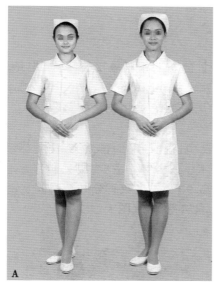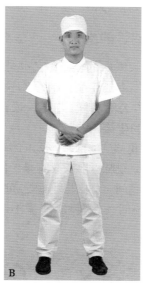

图 3-1　基本站姿
A. 女护士；B. 男护士。

护士在工作中的站姿应该规范得体，落落大方，稳重而不失活泼，端庄而有礼貌。在分类上，男女护士的站姿细节上又有所不同。

（一）正确的站姿

1. 女士站姿　女士站姿应展现柔美之风，头正，肩平，下颌略收，双眼平视前方，面带微笑，挺胸，腹部略收紧，提臀，双腿内收，膝盖并拢，两臂自然下垂放于身体两侧，或者右手握住左手指根叠放于腹部，略露指尖，双脚呈"丁"字步或者"V"字步。

练习时可头部顶一本书，保持头部的平衡性，两腿膝盖间夹一较薄但有分量的物体，练习腿部收紧的姿态，或者贴着一面墙，保持后背枕部、肩胛骨、臀部、小腿与墙面贴合。训练的时候还要注意面部表情的配合。

> 重点考点：
> 正确的站姿

2. 男士站姿　男士站立时头部要求与女士一样，应展现男士的阳刚之美，要双腿分开，与肩同宽，膝盖并拢，肩膀放松，两臂自然下垂，放于身体两侧，中指贴放于身体中线或裤缝，也可以右手握住左手腕部上方，放于身体前侧小腹部位。

护士因为工作性质的原因经常会站立时间较长，不论是男士站姿还是女士站姿，时间久了可以将重心轮流放于左右脚上或者稍微变换脚的位置，以缓解压力，减轻疲劳，但是不要过于频繁的变换脚的位置和重心，也不要出现背部弯曲、腿部弯曲的现象，以免影响站姿的美观性。

（二）禁忌的站姿

1. 站立时　禁忌歪头、私语、弓背等，双腿不可分开过大，尤其是女士。站立的时候不应重心不稳，左右摇晃或者抖腿等，禁忌侧身站立与人交谈，这是不礼貌的行为。

2. 脚部的小动作　禁忌一半脚在鞋内一半脚在鞋外，踮脚尖、脚尖在地上乱划，或者双脚变换动作过多过快等。

3. 手部的小动作　不要玩弄衣角、听诊器，低头看手指，手插衣兜里等。这些姿态会让人觉得护士非常散漫，给人留下不好的印象。

二、稳重娴静的坐姿

坐姿，即为入座后的姿态，它也是一种静态的相对放松的姿势，但是也应注意姿态正确，特别是在工作中的坐姿，要根据座位兼顾到入座的深浅、角度等问题，表现出优雅端庄的姿态，护士在办公的时候、与病人谈话的时候经常会用到这种姿态。

（一）正确的坐姿

入座时上身挺直，头部端正，下颌略收，目视前方，面带微笑，椅子尽量不要坐满，坐三分之二即可，女士双膝并拢，双脚呈"丁"字步或者"V"字步，脚尖向前方，双手相握放于腿上，上身与大腿之间，大腿与小腿之间约成90°，男士双脚分开与肩同宽，双手分别放于腿的近膝部位，入座时动作要轻，不慌不忙，自然得体。（图3-2）

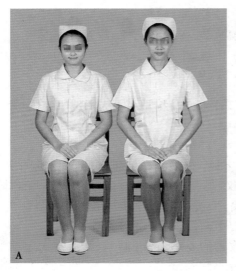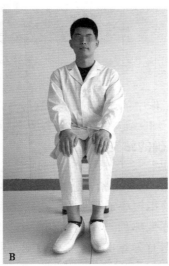

图 3-2　基本坐姿
A. 女护士；B. 男护士。

如与他人一起入座时，应该礼让尊长，先让尊者或长者入座。护士通常着裙装，应用双手或单手抚平裙摆后再落座。坐姿时要轻起轻坐，自然大方，端庄就座，体现出一定的职业修养。

生活中几种常用坐姿

1. 双腿斜放式
2. 双脚交叉式
3. 前伸后屈式

如图3-3～图3-5所示：

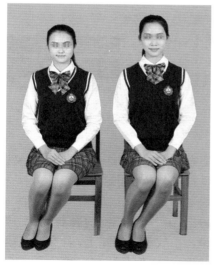

图 3-3　双腿斜放式

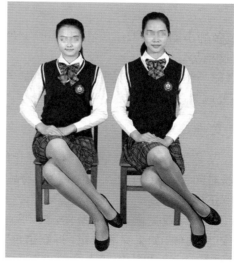

图 3-4　双脚交叉式

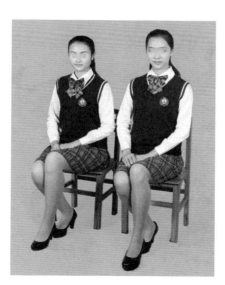

图 3-5　前伸后屈式

（二）离座时

1. 轻轻起身，缓慢离座，动作轻稳。不要幅度过大，发出过大声音或者碰落物品。起座后先立稳，一般由左侧离开。

2. 离坐时，注意优先尊长，尊重对方，无论是何原因，抢先离座，是失态和不礼貌的行为。

3. 离坐时，要先向对方示意，特别是较正式的场合，例如：与病人交谈，与领导交谈等。

ER-3-2　护士正确的坐姿（视频）

（三）禁忌的坐姿

"坐有坐相"是一个护士基本的礼仪素质，不可出现以下问题：

47

1. 坐姿的深浅与角度　身体占满整张座位，上身歪斜，腿部放松，身体过度前倾或者后仰。

2. 过多的小动作　双手夹在腿中间，来回搓手，双手托腮或抱于胸前等。

3. 脚部　跷二郎腿、抖腿等，踩踏物品，半脱鞋状态等，离座时不要起来就跑。

> **重点考点：**
> 正确的坐姿

三、文雅美观的蹲姿

蹲姿，又称为下蹲姿势，它也是一种静止的姿态，但是由于这种姿态较为特殊，容易疲劳，不可长时间使用，护士在工作中，捡拾物品、照顾病人时常用这种姿态。

（一）正确的蹲姿

女士下蹲时，双腿合力支撑身体，头、胸、膝关节在一个角度，前脚着地，后脚跟抬起，身体不要过度前倾，如果穿着衣裙，将衣裙再下蹲。手放于一侧腿上，若穿着衣裙，应双手遮掩衣裙放于腿上。男士下蹲上身要求与女士下蹲一样，但是腿部可稍分开，手分别放于两腿之上。（图3-6）

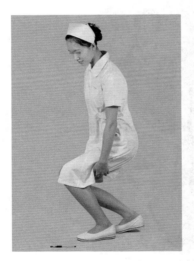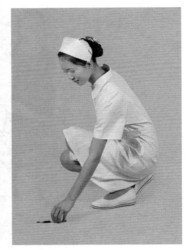

图 3-6　女护士基本蹲姿

（二）禁忌的蹲姿

1. 上身　不要弓腰塌背，这样的姿态不美观，影响形象，而且容易使腰背疲劳。下蹲时不要正面或者背面对人，这样视为不尊重，应该侧方位面向对方。

2. 腿部　女士下蹲时腿部分开过大，这样视为不雅，对别人也是一种不尊重。如果穿着衣裙，禁忌不将衣裙下蹲，防止走光。

3. 不要突然下蹲或者突然起身，很容易偏离重心而摔倒，并且这样显得很不稳重，应当注意。

4. 不要在与别人距离很近的地方下蹲，更不要在公共场合蹲着休息。

ER-3-3　护士正确的蹲姿（视频）

第二节　护士优雅的动态举止礼仪

◎ 案例

病房里病人王阿姨的液体快输注完了,便按了床头铃。不一会儿,护士小李猛地撞开病房的门,气喘吁吁地跑了进来,也不打招呼,一屁股坐在病床旁椅子上,一边擦着汗一遍叹着气,拔针后说了一句:"今天的液体全部输完了",转身又匆匆忙忙地跑了出去。

◎ 请问

1. 护士的这种仪态让病房的病人有怎样的心情?
2. 护士小李应如何改善自己的行为举止?

古人用"翩若惊鸿,宛若游龙"来描述女子美态,形容女性轻盈如雁的身姿。与静态的站姿、坐姿相比,动态的肢体语言更能展现人的礼仪素养,举手投足间展现礼仪规范。常见的动态举止礼仪有行姿、手势和行礼等。

一、轻盈敏捷的行姿

行姿,也称走姿,指人在行走的过程中所形成的姿势,体现了人的动态之美和精神风貌。行姿始终都处于动态之中,属于人的全身性的活动,其重点是在行进中的脚步之上。行姿的总体要求是优雅稳重、节奏均匀。

(一)基本行姿

行走时,应以标准的站姿为基础,兼顾以下六个方面:

1. 全身伸直,昂首挺胸　行走时面朝前方,双眼平视,头部端正,挺胸收腹,使全身看上去成一条直线。

2. 起步前倾,重心在前　起步行走时身体应稍向前倾,身体的重心应落在反复交替移动的前脚掌之上,脚落于地面时,膝关节应伸直。

3. 脚尖前伸,步幅适中　行进时向前伸出的脚应保持脚尖向前,不要向内或向外,步幅大小适中,一般步幅应为一脚之长。

4. 直线前进,自始至终　女士双脚行走的轨迹应当呈现为一条直线,男士呈现为平行线。避免身体在行进中左右摇摆,并要使腰部至脚部在行进过程中始终保持直线。

5. 双肩平衡,两臂摆动　行进时,双肩、双臂都不可过于僵硬呆板。双肩平稳,双臂前后自然摆动,前摆约35°,后摆约15°。

6. 全身协调,匀速前进　行走时速度均匀,有节奏感。举止要相互协调、配合,表现得轻松、自然。步速平稳,女士每分钟走120步,男士每分钟走110步。(图3-7)

护士在工作中的行姿应该轻盈、灵敏,给人以灵巧、美观、柔和之感,以显示护士端庄、文静、优雅、健美和朝气。日常工作时,行走节奏快慢适当,给人一种矫健、轻快、从容不迫的动态美。在抢救病人时应加快步伐和步速,切忌以跑代走,注意保持上身平稳,步履快而有序,肌肉放松且舒展自然,使病人感到护士的工作忙而不乱,感到安全而由衷地信赖护士。

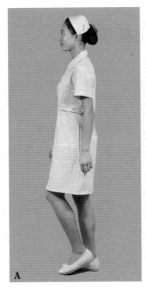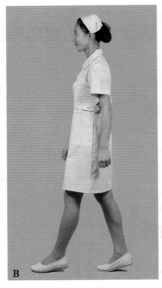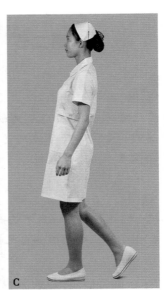

图 3-7　护士行姿
A. 起步；B. 迈步；C. 落步。

（二）不同场合的行走礼仪

人们往往会在不同场所中步行，在不同情况下，既要遵守上述要求，也要针对具体情况具体对待。

1. 漫步　漫步又称散步，它是一种休息方式，其表现形式是随意行走，一般不受时间、地点、速度等条件限制，但应避免在人多拥挤的道路上漫步，以免妨碍他人。

2. 上下楼梯

（1）单行单走：上下楼梯时，均应单行单走，不宜多人并排而行。

（2）右上右下：上下楼梯时，都应靠右侧行走，即应右上右下，将自己左侧的通道留出，方便有紧急事务者快速通过。

（3）带路在前：上下楼梯时，若为人带路，应走在前，不应位居被引导者之后。

（4）注意安全：上下楼梯时，不应进行交谈，因为大家都要留心脚下，注意安全。不要站在楼梯上或楼梯转角处进行深谈而妨碍他人通过。

3. 排队　需要排队等待时，护士应自觉遵守秩序，按照先来后到的原则，与他人保持距离，不可插队也不可催促。

4. 通道走廊　在通道走廊尽量靠右行走，单人通过，以方便他人。若通道比较狭窄时，注意礼让病人。

（三）禁忌的行姿

1. 方向不定　行走时方向不明确，忽左忽右，变化多端。

2. 瞻前顾后　行走时左顾右盼，反复回头注视身后，或身体乱晃不止。

3. 速度多变　行走时用力过猛，声响过大，横冲直撞。

4. 八字步态　在行走时，若两脚尖向内构成内"八"字步，或两脚尖向外构成外"八"字步。

二、适宜的行礼方式

行礼是交往双方会面时为表达彼此间敬意、关怀和问候的一种礼节。与人交往时，恰当地向对方行礼，会使生涩的初次见面及随后的交往变得自然而顺利。在护理工作过程中，护士需要在适当的时刻向交往对象行礼，以表达尊重、友好和关心。

因地域文化、风俗习惯、宗教信仰等的不同，形成不同的行礼致意方式，常见的行礼方式有握手礼、鞠躬礼、点头礼、挥手礼、举手礼、击掌礼、拱手礼、叩头礼、注目礼、合十礼、吻手礼、脱帽礼等，护士在日常工作中常用行礼方式有点头礼、握手礼、鞠躬礼等。

（一）行礼时机

1. 上下级对话　上级取自然站立姿态，下级取规范站立姿态，间距 0.5～1m，对话开始时，下级向上级致礼，对话完毕时，上级还礼。

2. 平级交流　双方取规范站立姿态，间距 0.5～1m，互相致礼，再行交流，交流完毕，双方互相谢礼。

（二）行礼方式

1. 点头礼　点头礼又称额首礼，在公共场合用微微点头表示致意的一种方式。适用的范围很广，如路遇熟人或与熟人、朋友在会场、剧院等不宜交谈之处见面，以及遇上多人而又无法一一问候之时，都可以点头致意。点头礼的做法是头部向下轻轻一点，同时面带笑容。注意不要反复点头不止，点头的幅度不宜过大。行点头礼时，最好摘下帽子以示尊重。

2. 握手礼　握手，是人际交往中最普遍的礼节，表示亲切、友好、慰问之意。握手应把握好时机、场合、正确的方法，才能发挥它应有的作用。

（1）握手时的姿势：握手时，双方之间保持约一步左右的距离，上身稍向前倾，握手的基本要求是立正，伸出右手，手掌略向前下方伸直，拇指与手掌分开，其余四指自然并拢，握手时两人的掌心相向，虎口相交，握满手掌。伸手的动作要大方、稳重，表情自然，面带微笑，眼睛注视对方。右手与人相握时，左手可以空着，并贴着大腿外侧自然下垂，以示用心专一；也可以双手紧握对方的手，以示热情。（图 3-8）

（2）握手的时间：握手的时间长短可因人、因地、因情而异。时间太长使人不安，太短则表达不出热情。通常初次与人握手时间以 3～5 秒为宜。在多人相聚的场合，不宜与某一个人长时间握手，以免引起他人误会。

（3）握手的力度：为表示热情友好，握手时可以适当用力，亲朋故交握手力量也可稍大，与初次相识者及异性握手时，不可太用力，以免有挑衅之嫌，但漫不经心地用手指尖"蜻蜓点水"式的去碰一下也是无礼的。

（4）握手的顺序：遵循"尊者优先"的原则，长辈和晚辈之间，长辈伸手后，晚辈才能伸手相握；年长者和年幼者，应由年长者先伸手；男士与女士见面，女方伸手后，男方才能伸手相握；领导与下级之间，领导先伸手后，下级才能伸手相握；已婚者与未婚者之间，已婚者先伸手，未婚者再伸手相握；社交场合的先至者与后来者握手，应由先至者先伸手。在接待来访者时，应由主人先伸手与客人相握，表示"欢迎"，而在客人告辞时，应由客人先伸出手与主人相握，表示"再见"。

在公务场合，握手时伸手的先后顺序主要取决于职位和身份。而在社交与休闲场合，则主要取决于年纪、性别和婚否。

（5）不宜握手的时机：对方所处距离与自己相距较远时；对方手部负伤；对方所处的环境不适合握手时；对方在与他人交谈时；手中有事，如打电话、用餐等。

（6）握手的禁忌：在任何情况下，最好不要拒绝别人的握手，这是一种礼仪的表现。即使手有汗湿或脏了，也要及时对对方说"不好意思，我的手现在不方便"，以免造成误会。

1) 禁忌坐位与人握手（特殊情况除外）。

2) 禁忌争先恐后与人握手。

3) 忌用左手握手，如伸出左手与人握手是十分失礼的行为，即使是左撇子，也要注意握手时伸出右手。

4) 戴着手套握手是失礼行为。在握手前应先脱下手套，摘下帽子。女士在结婚当天可以例外。

5) 禁忌仅仅只握住对方的手指尖，像是迫于无奈，这种"死鱼式握手"是公认的失礼做法。

6) 禁忌用脏手与人相握。

7) 禁忌握手时眼看别处或显得心不在焉。

3. 鞠躬礼 鞠躬，意思是弯身行礼，是表示对他人敬重的一种郑重礼节。此种礼节一般是下级对上级或同级之间、学生向老师、晚辈向长辈、服务人员向宾客表达由衷的敬意或歉意。鞠躬是中国、日本、韩国、朝鲜等国家传统的、普遍使用的一种礼节。常见的鞠躬礼有以下三种：

（1）大礼行三鞠躬：在现代，这种礼节已在日常生活中不多见，只是在学校，或在喜庆、纪念、丧葬活动中使用。其基本动作规范如下：行礼之前应当先脱帽，摘下围巾，身体肃立，目视受礼者。男士的双手自然下垂，贴放于身体两侧裤线处；女士的双手下垂搭放在腹前，身体上部向前下方弯约90°，然后恢复原样，如此三次。

（2）深鞠躬：其基本动作同于三鞠躬，区别就在于深鞠躬一般只要鞠躬一次即可，但要求弯腰幅度一定要达到90°，以示敬意。

（3）社交、商务鞠躬礼行礼：立正站好，保持身体端正；面向受礼者，距离为两三步远；以腰部为轴，整个肩部向前倾15°表示敬意，弯30°表示诚恳的谢意和歉意，同时问候"您好"、"早上好"、"欢迎光临"等。（图3-9）

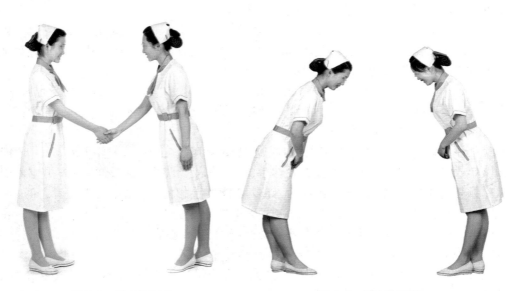

图3-8 护士握手礼　　　　　　　　　图3-9 护士鞠躬礼

三、准确规范的手姿

手姿又称手势，是人的两只手及手臂所做的动作，是体态语言中变化形式最多，最有表现力的举止。手姿可以是静态的,也可以是动态的。在人际交往中,恰当的运用手姿不仅可以准确的传达意思,而且更加生动形象,易于理解,传递感情。

（一）常用的手姿

1. 双手垂放　是最基本的手势。方法一:右手握左手手指部分,拇指交叉内收,贴放于腹前;方法二:双手自然下垂,掌心向内,分别贴放于大腿两侧。此法多用于规范站姿。

2. 背手　多见于站立、行走时,男性多用。抬头挺胸,双臂伸于身后,双手相握。此手姿既可显示权威,又可镇定自我。

3. 持物　用手拿东西的姿势。可单手也可双手,要求动作自然、轻柔,五指自然并拢,用力均匀。

4. 鼓掌　用来表示祝贺、欢迎的一种手势。正确的做法是将手掌放在齐胸高的位置,以表示诚意和尊重,右手掌心向下,拇指张开,其余四指并拢,有节奏地拍击左手掌心。鼓掌时节奏要平稳,频率要一致。有时为了表示场合的隆重,情感的热烈程度,会起身站立鼓掌。鼓掌既要表现出热烈兴奋之情,但又切忌忘乎所以,更不可喝倒彩,鼓倒掌。

5. 夸奖　护士在工作中用来表扬病人时,可以采用夸奖的手势。具体做法是伸出右手,呈握拳状,翘起拇指,指尖向上,指腹面向被夸奖者。但应注意,不要将右手拇指指向下方,使人有被蔑视、侮辱之感,也不要将拇指指向自己鼻尖,有高傲自满,不可一世之嫌。

6. 指示　多用于引导来宾,指引方向。护士的站姿,一只手自然放于体侧,另一只手从体侧抬起,手臂自然弯曲,掌心向上,手指并拢,手臂的延长线指向来宾要去的方向。切记视线与指示方向保持一致。禁忌视线与指示方向相矛盾,使来宾迷惑。

7. 与人道别　右手轻轻抬至身体的右上方,与头部相平齐或略高,手指并拢,掌心向外,左右挥动。此手姿多用于与他人道别时,是工作和生活中常用的手势之一。（图 3-10）

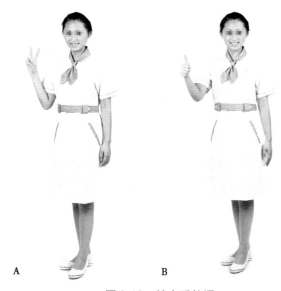

A　　　　　　　　B

图 3-10　护士手势语

（二）使用手姿有规范

1. 手形　手指伸直并拢,手与前臂形成一条直线,一般不超过 140° 角,手掌朝向斜上方。

2. 范围　手势运用中，上界不超过对方视线，下方不超过胸前，左右摆动范围不要太宽，应在胸前或两侧进行。

3. 动作曲线　使用手势应亲切自然，曲线宜软不宜硬，欲上先下，欲左先右，动作过程和表现忌快、猛、冷。

4. 动作协调　手势应和全身作协调配合，不能掌心向下用手指指点点，给人以不尊敬与不礼貌的感觉。也不可过高过频，给人以指手画脚、手舞足蹈的印象。

（三）错误手姿

1. 易于引起误解的手姿　一般有两种情况会出现引起他人误解：一是个人习惯，不通用也不被别人理解的手势；二是不同文化背景，赋予相同的手势不同的含义。因为文化背景不同，被赋予了不同的含义的手姿，比如，起右臂，右手掌心向前，拇指与示指合成圆圈，其余手指伸直这一手姿，在英国、美国表示"OK"；在日本表示金钱；在拉丁美洲国家则表示粗俗下流，不了解的人应用不当，就容易产生误会而阻碍沟通。

2. 不卫生的手姿　在他人面前抠鼻子、剔牙、挠痒、抠脚等，这些手姿不仅不卫生，而且很不礼貌。

3. 不稳重的手姿　与人见面时，双手乱摸、乱动或因紧张做出折衣角、咬手指、挠头等手姿，都会给人不稳重的感觉。尤其是在正式场合，有长辈或尊者在场，更应该禁止。

4. 失敬于人的手姿　用大拇指指自己的鼻尖或用手指点他人都是失敬于人的手姿。特别是用手指点他人，有斥责、教训之意，尤为失礼，均应禁止使用此手势。

第三节　护士规范的工作举止礼仪

◎ 案例

病人张阿姨因发热、咳嗽、呼吸困难以急性肺炎球菌型肺炎收入呼吸内科住院治疗。医生诊查后医嘱：青霉素过敏试验，0.9% 氯化钠溶液 250ml，青霉素 400 万 U，每日两次静脉滴注，氧气吸入。护士小美今日值班，执行医嘱为张阿姨进行护理操作。

◎ 请问

1. 指导护士小美正确持病历夹并核对医嘱。

2. 指导护士小美正确端治疗盘、推治疗车。

护士的工作举止礼仪是指护士在护理治疗工作中应当遵守的行为规范。护士能够以规范优雅的举止进行各项护理工作，不仅可以体现护士良好的职业素质，还能给病人美的享受。因此，护士在护理工作中应注意规范自己的行为举止，养成良好的行为习惯。

一、护士工作举止的基本要求

（一）礼字当先

中国是礼仪之邦，人与人交往以礼当先。护士在工作场所中，与环境的协调必须以"礼"为桥梁，做到举止有度，举手有礼，以个人的"礼"影响他人，以他人的"礼"重塑自己，展现护士良好的职业形象。尊重习俗、遵循约定俗成的礼仪规范，努力创造文明、和谐、优雅、舒适、适于病人休养和开展医疗护理工作的良好环境。

（二）站立有相

护士在护理工作中应始终保持规范而不呆板、稳重而不失活泼、充满朝气而又诚恳谦逊的体态。站立时全身挺拔向上、随和自然，保持头正颈直、挺胸收腹、立腰提臀、两肩平行、外展放松、双目平视、面带微笑、表情自然平和，两臂自然下垂、两手相握在腹前，双腿并拢、两脚呈"V"字形、"丁"字形或"Ⅱ"（平行）形。

（三）落座有姿

护士在护理工作中应强化服务意识，不应随意就座，尤其是不能随意坐病床，而且不应流露出倦怠、疲劳、懒散的情绪或姿态。落座时先取站立姿态，右脚后移半步，单手或双手抻平衣裙，轻稳落座在椅面的前 2/3 处，挺胸抬头、双肩放松、两眼平视、下颌微收，躯干与大腿、大腿与小腿均呈 90° 角，双脚平放在地面上、足尖向前，女士双腿并拢、双手掌心向下叠放于大腿上，男士可将双脚分开与肩同宽、双手掌心向下放于两膝上。

（四）行走有态

护士在工作岗位上的行姿应该是轻盈、敏捷，如春风吹过，给人以轻巧、美观、柔和之感，显示出护士的端庄、优雅、健美与朝气。护士规范的行姿是：精神饱满、步态轻盈、步幅适中、步位直平、步韵轻快。以站立姿态为基础，脚尖朝向正前方，收腹挺胸，两眼平视，双肩平衡略后展，两臂自然摆动，摆幅一般不超过 30°，或两臂持物在胸前，步履轻捷，弹足有力，柔步无声，充满活力。

护士在抢救病人、处理急诊、应答病人呼唤时，为赶速度、抢时间而表现出短暂的快步，称为快行步。这是为了达到以"行"代"跑"的目的。行快行步时，注意保持上身平稳，步态自然，肌肉放松，舒展自如，步履轻快有序，步幅减小，快而稳健，快而不慌。给人一种矫健、轻快、从容不迫的动态美。使病人感到护士工作忙而不乱，由衷地信赖护理人员。

在引导病人进入病区时，护士可以边行走，边将右手或左手抬至一定高度，五指并拢，掌心向上，以肘部为轴，朝向所引导或介绍的目标，伸出手臂进行介绍。以示欢迎、诚恳、热情接待之意。行走时采用上身稍转向病人的侧前行姿势，边走边介绍环境。这样做，不仅符合礼仪要求，又能随时观察病情和病人的意愿，及时提供服务。

二、端治疗盘礼仪规范

治疗盘是护理工作中常用的实用性很强的物品，护士在进行护理操作时经常会使用治疗盘，端治疗盘时要求做到节力、平稳、姿势优美。

（一）方法

在规范站姿或行姿的基础上，上臂贴近躯干，双肘关节呈 90° 靠近腰部，四指自然分开托住盘底，拇指置于盘缘中部，身体距离盘边缘约 3～5cm，保证治疗盘不触及护士服，前臂同上臂及手一起用力，取放和行走均保持治疗盘平稳。（图 3-11）

（二）注意事项

1. 端治疗盘时保持盘不倾斜，双手拇指不可触及盘的内面，治疗盘不可触及护士服。
2. 端起或放下治疗盘动作轻稳，以免影响病人休息。
3. 端治疗盘行走迎面遇到病人时，应礼让病人，向侧方让开一步，请病人先过。
4. 端治疗盘进出房间时，应用肩部或肘部将门轻轻推开，不可用脚踢门。

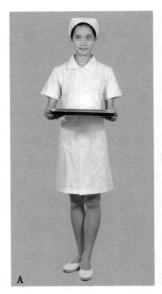
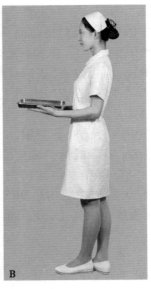

图 3-11　护士端治疗盘

A. 正面；B. 侧面。

三、推治疗车礼仪规范

治疗车是护理工作中常用的设备，护士推治疗车是在站姿和行姿的基础上进行的，应保持车速适中，运行平稳、安全。

（一）方法

治疗车一般三面有护栏，护士应位于治疗车无护栏侧，身体与车缘保持一定距离，挺胸收腹，两肩平齐、外展放松，双手扶住车缘两侧，推车时抬头挺胸，上身挺立、略前倾，双臂均匀用力把握方向，保持重心集中于前臂，步伐均匀、轻快平稳行进，两腿略靠拢，两脚各沿一条直线，小步向前轻轻推动治疗车，停放平稳。（图 3-12）

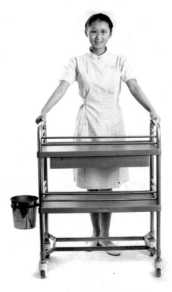

图 3-12　护士推治疗车

（二）注意事项

1．推车行走中迎面遇到病人，应礼让病人，将车推至一侧，请病人先行。

2．推车进入病房时，先将车停稳，用手轻推开门后，再推车进入，入室后应先轻轻关上门，再推车至病人床旁，严禁用治疗车撞门。

3．经常检查治疗车的完好性，避免推车行走时噪声过大，影响病人休息。

4．避免将治疗车放于身后，拖行治疗车。

5．保持轻快平稳行进与停放，避免车上物品掉落。

四、持病历夹礼仪规范

病历夹是保存记录病人病情的各项医疗文件，便于随时查阅、讨论、书写的夹子。病历夹在临床上使用率高，正确的持夹方法不仅能体现护士对医疗文件的重视，也反映出护士对工作的严谨，更能展示护士的姿态美。

（一）方法

1．站立持夹　在站姿基础上，挺胸收腹。方法一：手握病历夹边缘的中部，病历夹的平面与身体纵向呈 45°，另一手自然下垂；方法二：手掌握住病历夹边缘中部，放在前臂内侧，病历夹的上侧边缘微内收，持病历夹的手贴近腰部。（图3-13）

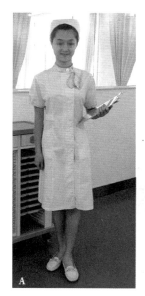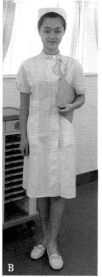

图 3-13　护士站立持病历夹

2．行走时持病历夹方法　在行姿基础上，肩部自然放松，上臂贴近躯干。方法一：一手握住病历夹边缘中部，正面向内自然下垂，另一手自然摆动；方法二：一手握住病历夹中上部，正面向内屈肘放于胸前，前部略上抬，另一手自然摆动。（图3-14）

3．阅读或书写时持病历夹方法　在站姿基础上，左手持病历夹前 1/3 处放于左前臂和左手上，手臂稍外展，上臂靠近躯干，左手上臂和前臂呈 90°，右手进行阅读或书写。（图3-15）

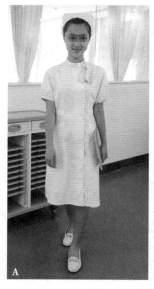 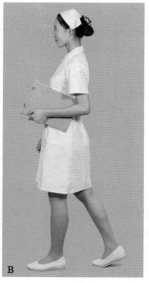 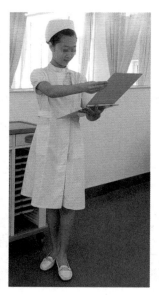

图 3-14　护士持病历夹行走　　　　　图 3-15　护士阅读病历

（二）注意事项

1. 不可随意拎着病历夹行走。

2. 查阅或记录病历后及时放回病历架，不可随意乱放，尤其是遗留在病房内。

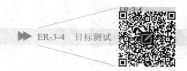

本 章 小 结

护士工作举止礼仪是指护士在护理工作中应遵循的行为准则，在临床的工作中以良好的举止形象为病人服务，是每一个护士应具备的职业素质，护士的举止可以让护士展现出落落大方、自然得体、亲切稳重的形象，举止礼仪可从护士的各个姿态表现出来，其中包括本章所讲到的站姿、坐姿、行姿、走姿等，这些代表了护士的职业美，是职业行为素质的内容之一。护理的举止礼仪是护患之间相互沟通的桥梁，有助于给病人留下美好的第一印象。

▶▶ ER-3-4　目标测试

（李　青　马　丽　李亚楠）

第四章 搭建护士文明和谐的沟通桥梁

ER-4-1　搭建护士
文明和谐的沟通
桥梁（课件）

学习目标

1. 掌握护士基本语言规范及护患沟通的技巧。
2. 熟悉护士职业语言礼仪规范。
3. 了解护患沟通的原则。
4. 学会使用非语言沟通的技巧与病人交流。
5. 具有良好语言修养及与不同对象交往的技巧。

护理工作是科学、爱心和艺术相结合的具体体现，护士除了要具备丰富而扎实的护理理论知识、精湛的护理技能外，还要有文明礼貌的语言，良好的沟通技巧，与病人及同事建立良好人际关系，以最佳的状态为每一位需要健康帮助的病人提供优质的服务。

第一节　护士基本语言礼仪规范

◎ 案例

王勇是位高血压病人，治疗好转正准备出院，买了降压药，准备回家继续服用，病人向小李护士咨询服用的方法，小李护士正好和同事有些口角摩擦，面对病人的时候仍然余气未消："爱咋用咋用，自己看着办！"病人说："你怎么这样说话？"小李护士气势汹汹地说："谁说话好听找谁去！"王勇当场气的脸色蜡黄，病情急转直下没能出院。

◎ 请问

1. 该护士的语言存在哪些问题？
2. 护士在护理工作中应当具备哪些语言礼仪规范？

语言是人类特有的表达情感、交流思想、传递信息的工具。在护理工作中，语言礼仪规范是护士必须掌握的最基本的工作技巧，这种技巧掌握的程度将直接影响护理工作的水平和质量；在语言运用的过程中也反映护士自身的水平、能力和综合素质。因此护士要自觉遵守基本语言礼仪规范，更好地为病人提供高质量的护理服务。

一、护士礼貌用语

礼貌用语是指表达恭敬、自谦之意的一系列约定俗成的语言及其特定的语言形式。

俗话说:"良言一句三冬暖,恶语伤人六月寒。"礼貌用语就属于良言之列。礼貌待人,使用礼貌用语,是我们中华民族的优良传统。礼貌用语在护理工作中起着非常重要的作用。护士在工作中使用礼貌用语,不仅表示对病人的尊重,而且表明自己有修养。多使用礼貌用语,不仅有利于护患双方气氛融洽,而且有益于良好护患关系的建立。

(一)礼貌用语的特点

1. 主动性 在人际交往的过程中,要主动的使用礼貌用语,不仅可以让对方感受到诚意,还能带动对方以礼相待,提高交谈的层次。

2. 约定性 礼貌用语的内容和形式,大多是约定俗成、沿用已久的。因此,使用礼貌用语时要尽可能的遵从约定,不可另辟蹊径。否则词不达意,甚至可能引发误会。

3. 亲密性 使用礼貌用语,可以缩短交流双方的距离,使人感觉亲切自然,赢得交流双方的好感和信任,使交流双方关系变得亲密,达到最佳的交流效果。

(二)礼貌用语的类型

1. 问候语 是指人们交流时问好与打招呼,用以传达问候、敬意或关切之情的语言。一般不强调具体内容,只表示一种礼貌。在使用上通常简洁、明了,不受场合的约束。无论在任何场合,与人见面都不应省略问候语。同时,无论何人以何种方式向你表示问候,都应给予相应的回复,不可置之不理。

日常见面的问候语主要有:"你好"、"早上好"、"下午好"、"晚上好"、"老师好"等。

初次见面的问候语主要有:"久仰大名,很荣幸认识您"、"初次见面,请多多关照"等。

再次见面的问候语主要有:"好久不见,您更加精神了"、"久违了,一向可好"等。

2. 欢迎语 是接待来访客人时必不可少的礼貌语。例如"欢迎您"、"欢迎各位光临"、"莅临寒舍,蓬荜生辉"等。

3. 致歉语 在日常交往中,人们有时难免会因为某种原因影响或打扰了别人,尤其当自己失礼、失约、失陪、失手时,都应及时、主动、真心地向对方表示歉意。

常用的致歉语有"对不起"、"请原谅"、"很抱歉"、"失礼了"、"不好意思,让您久等了"等。当你不好意思当面致歉时,还可以通过电话、手机短信等其他方式来表达。

4. 请托语 是指当向他人提出某种要求或请求时使用的语言。当向他人提出某种要求或请求时,一定要"请"字当先,而且态度、语气要诚恳,不要低声下气,更不要趾高气扬。

常用的请托语有"劳驾"、"借光"、"有劳您"、"让您费心了"等。

5. 征询语 是指在交往中,尤其是在接待的过程中,应经常地、恰当地使用诸如"您有事需要帮忙吗"、"我能为您做些什么"、"您还有什么事吗"、"我可以进来吗"、"您不介意的话,我可以看一下吗"、"您看这样做行吗"等征询性的语言,这样会使他人感觉受到尊重。

6. 赞美语 是指向他人表示称赞时的用语。在交往中,要善于发现、欣赏他人的优点长处,并能适时地给予对方以真挚的赞美。这不仅能够缩短双方的心理距离,更能体现出宽容与善良的品质。

常用的赞美语有"很好"、"不错"、"太棒了"、"真了不起"、"真漂亮"等。面对他人的赞美,也应做出积极、恰当的反应。例如,"谢谢您的鼓励"、"多亏了您"、"您过奖了"、"你也不错嘛"等。

7. 拒绝语　是指当不便或不好直接说明本意时,采用婉转的词语加以暗示,使对方意会的语言。在人际交往中,当对方提出问题或要求,不好向对方回答"行"或"不行"时,可以用一些推脱的语言来拒绝。

8. 告别语　与人告别时使用的语言。虽然给人几分客套之感,但也不失真诚与温馨。与人告别时神情应友善温和,语言要有分寸,具有委婉谦恭的特点。例如"再次感谢您的光临,欢迎您再来"、"非常高兴认识你,希望以后多联系"、"十分感谢,咱们后会有期"等。

9. 敬语　亦称"敬辞",它与"谦辞"相对,是表示尊敬和礼貌的用语。除了礼貌上必需之外,多使用敬语,还可以体现出一个人的文化修养。敬语通常较多地用于比较正规的场合。常见的敬语有"请"、"您"、"阁下"、"贵方"、"尊夫人"等。敬语尤其多用在称呼对方的亲属,如与人谈话或写信,在敬称对方的亲属时,常常使用"令"、"尊"、"贤"三个字。在日常生活中,敬语也有一些习惯用法,如"请教"、"包涵"、"打扰"等。

10. 谦语　亦称"谦辞",是在别人面前谦称自己和自己的家属。中国人喜欢谦逊,所以谦语在古时日常交际和书信往来中是不可或缺的。如"敝处"、"鄙人"、"愚见"、"家父"、"晚辈"、"寒舍"等。现代生活对于谦语的使用并不广泛,但我们应该秉承一种自谦的精神,一种低调的作风,令自己在交往中更容易被接纳。

知识链接

敬语与谦语

与人相见说"您好"	问人姓氏说"贵姓"	问人住址说"府上"
仰慕已久说"久仰"	初次见面说"幸会"	好久未见说"久违"
请人办事说"拜托"	麻烦别人说"打扰"	求人方便说"借光"
请改文章说"斧正"	接受好意说"领情"	求人指点说"赐教"
老人年龄说"高寿"	身体不适说"欠安"	看望别人说"拜访"
请人接受说"笑纳"	送人照片说"惠存"	欢迎购买说"惠顾"
希望照顾说"关照"	赞人见解说"高见"	归还物品说"奉还"
请人赴约说"赏光"	对方来信说"惠书"	自己住家说"寒舍"
需要考虑说"斟酌"	无法满足说"抱歉"	请人谅解说"包涵"

二、护士书面用语

书面用语是以文字为载体,以书面的形式传递观点、思想、信息以及情感。常见的形式主要有报告、文件记录、书面合同、论文、通知和信件等。

(一)护士书面用语的含义

护士书面用语是指在日常护理工作中,护士与医生及病人之间为达到沟通的目的,所使用的文字、表格、图画等载体。护士书面用语应用于护理工作的各个方面,包括护理病

重点考点:
护士书面用语的定义、作用及要求

历、护理文件记录、病室交班报告等各种护理文件,是护理工作中不可或缺的沟通方式。护理人员除了要有扎实的护理理论知识及熟练的护理操作技能外,还要掌握护士书面用语礼仪规范。

（二）护士书面用语的作用

1. 存储交流信息　护士书面用语主要应用于护理文件的书写。各种护理文件是对病人疾病的发生、发展及转归的全过程进行客观、全面、系统的科学记载，是医护人员进行正确诊断，选择治疗及护理措施的科学依据。同时也为不同班次的医护人员真实、及时地反映病人的情况，保证了治疗及护理工作的连续性和完整性。

2. 教学与科研　系统完整的护理文件清晰而全面地体现了护理理论在实践中的应用，是护理教学的最好教材；在护理教学过程中，各种鲜活的临床案例可以激发学生的学习兴趣；特殊案例也是开展科研工作的资料来源，特别是在回顾性研究、流行病学调查方面有重要的参考价值。

3. 考核与评价　护理文件能够全面地反映护理人员的思维过程、工作方法及工作态度，从而能反映护士的专业技术水平。因此护士书面用语是考核与评价护理人员工作业绩和水平的基本依据，同时也是评价医院服务质量和管理水平的依据。

4. 提供法律依据　各种护理文书均属于法律相关性文件，具有重要的法律意义，在法庭上可以作为判定医疗纠纷、保险索赔及遗嘱查验的依据。

（三）护士书面用语的要求

护士书面用语应用于护理工作的各个方面，包括护理病历、护理记录、交班报告等护理文件，其要求主要有以下几个方面：

1. 及时　护理文件的记录必须及时，不能提前或延期，更不能漏记，以保证记录的时效性。抢救危重病人时，对于抢救过程中的病情变化，如病人呼吸或心搏停止的时间、气管切开的时间、除颤的时间及效果等，所有相应的抢救措施都应做到内容准确、时间清楚。抢救过程中所执行的口头医嘱，在抢救过程中及结束后都应及时与医生核对，保证用药的准确性，以便做出完整、详细的记录。

2. 准确　护士书面用语必须准确、真实。要使用医学术语、通用的中文和外文缩写，采用国家法定的计量单位。各种记录应按规定的内容和格式书写，要求字迹清晰、工整、表达准确、语句通顺、标点正确。

3. 客观　护士书面用语是护士所观察和测量到的病人的客观信息，不应是护士的主观看法和解释。记录病人主观资料时，应记录其自述内容，并用引号标明，同时应补充相应的客观资料。

4. 完整　护士书面用语应包括病人的所有信息。各项记录应按要求逐项填写，避免遗漏，记录应连续，不可留有空行或空白，记录后签署全名。一份完整的护理记录，项目、页码都应该按规定填写完整，内容不能涂改，否则会失去其法律凭证的效力。

第二节　护患沟通的原则与技巧

◎ 案例

肿瘤病人放疗时，每周测一次血常规，病人王大嫂认为自己太瘦又生病了，血本来就少，不能再抽了，拒绝检查，护士小刘与王大嫂展开了一次护患对话：

护士小刘走进4床房间，说："王大嫂，请抽血！"

病人拒绝："不抽,我太瘦了,没有血,不抽了!"

小刘耐心地解释："抽血是因为要检查骨髓的造血功能,如,白细胞、红细胞、血小板等,血象太低了,就不能继续做放疗,人会很难受,治疗也会中断!"

病人好奇："降低了,又怎样呢?"

小刘说："降低了医生就会用药物使它上升,仍然可以放疗! 你看,别的病友都抽了! 一点点血,对你不会有什么影响的。"

病人被说服了："好吧!"

◎ 请问

1. 此情境中,护士小刘运用了哪些沟通技巧?

2. 护士小刘与王大嫂的对话,对临床护理有哪些启示?

良好的护患沟通能使护士充分地了解病人的病情,有效地避免护患矛盾,更好地做好心理护理,真正为病人提供全方位的整体护理。护士必须懂得护患沟通的必要性,正确掌握护患沟通的技巧,并灵活运用,最终才能达到真正意义上的护患沟通,建立起良好的护患关系,减少护患纠纷。

一、护士语言沟通的原则

如果说沟通是一扇门,那么语言就是这扇门的钥匙,信息和情感的交流都需要语言,包括口头和书面的。恰如其分的语言交流,能提高护理的质量和交流的效果。在临床护理中,使用较多的是口头沟通。而口头沟通的技巧包含了说什么、怎么说、什么该说什么不该说、同样的话应该怎么表达等问题,而这一切是有原则可循的,遵守原则可以让护患沟通达到事半功倍的效果。

重点考点：护士语言沟通的原则

（一）目标性

护患之间的语言沟通是一种有意识、有目标的沟通活动。护士无论是向病人询问一件事、说明一个事实,还是提出一个要求,均应做到目标明确、有的放矢,以达到沟通的目的。护士在与病人交流前必须明确谈话目的,了解自己在谈话中的角色地位,了解护理对象的医护状况、文化水平,包括经验、病情、情景等。针对不同对象、不同问题,确定谈话内容和方式,做到语言因人而异、因时因地而异、因情而异等。在整体护理模式下,语言作为护士与病人沟通交流、实施身心整体护理的重要工具,无论是入院宣教、术前术后护理,还是为病人做各种治疗、心理护理、健康指导等各个方面的工作,都要求护士不断学习,丰富自己的知识,以求圆满回答病人提出的任何问题,更好地服务于病人。

（二）规范性

无论是与病人进行口头语言沟通还是书面语言沟通,护士均应做到发音纯正、吐字清楚,用词朴实、准确,语法规范、精练,同时要有系统性和逻辑性。

（三）尊重性

尊重是确保沟通顺利进行的首要原则。在与病人的沟通过程中,护士应将对病人的尊重、恭敬、友好置于第一位,切记不可伤害病人的尊严,更不能侮辱病人的人格。护患沟通的主要方式是语言性沟通,目的要体现对病人的尊重及同情,用通俗易懂、语气轻柔的方法,使病人感到被尊重、被理解,从而有利于沟通。在沟通过程中要全神贯注,不因病人说话的异常语气分散自己的注意力,可进行适时适度的提问,但不随意打断病人的谈话,将病人的说话听完整,不要急于判断,也可应用引导性的谈话鼓励病人表白出自己的真实情感。

（四）治疗性

在护患的沟通过程中,护士的语言不仅可以起到辅助治疗、促进康复的作用,也可以产生扰乱病人情绪、加重病情的后果。因此,护士应慎重选择语言,避免使用任何刺激性语言伤害病人。

（五）情感性

护士的情感表现在责任感,具体体现在尊重病人、同情病人、理解病人以及对病人的亲切帮助等方面。只有具备了这种情感,才能与病人之间建立起真诚平等、相互依赖、彼此支持的护患关系,这是获得最佳护理效果的前提。护士与病人交流时,要时刻体现出对病人的同情和爱护。说话态度自然、大方、诚恳,说话声音温柔、语速适中,适当地配合手势与表情,既能显露出对病人的体贴关心,又不失端庄文雅。要通过交流给病人以温暖、安慰、鼓励,使病人消除顾虑、恐惧等不良情绪,从而建立起接受治疗的最佳身心状态,促进病人早日康复。

（六）艺术性

与病人交谈不同于亲朋好友之间的话家常、叙旧情,也不同于做政治思想工作。由于病人常背着沉重的疾病包袱,加上其他一些社会原因,因此,与病人进行语言交流要讲究艺术性。要动之以情,晓之以理,使病人愿意和护士交朋友、乐于和护士交流,这样就能对病情的诊断、治疗起到良好的辅助作用。护士与病人交谈在讲究艺术性的前提下,还要加强语言的基本功训练,增强逻辑性和说理性。这就要求护士平时不仅要掌握好扎实的业务知识,更要注重自身素质的提高,使病人在交谈中增强战胜疾病的信心和勇气,获得某些疾病的防治知识,提高自我保护能力。

二、护患沟通准确的选题

提高护理服务整体水平,一方面是指提高护理服务的专业性,通过高效护理和正确指导促进病人的疾病转归;另一方面是指提升服务态度和人文关怀能力,切实体现以病人为中心的整体护理。在临床工作中,护士与病人接触机会多、时间长,除了例行查房、病情交流外,难免还会有一些日常聊天,护士准确选择话题,一方面能拉近护患距离,增进病人对护士的信任感,同时也能让病人表达内心真实情感,起到心理疏导作用。

（一）抓住机遇,适时沟通

在谈到护士与病人的沟通时,护士首先要更新观念。每每谈到收集资料,和病人交谈,护士就理解成要有一定的时间,合适的地点,正式地和病人交谈。病人能否接受呢?是否愿意和护士们沟通呢?临床上常常见到病人和医生的交谈,目的性非常明确,采集病史、根据症状和体征合理的用药,在病人看来这种沟通是正常的,也是病人期待的。但病人认为护士就是打针、发药的,护士想和他们沟通,他们会用一种不理解的目光看待你,有时还包含着不信任。曾经有这样一位肾脏疾病的病人,在住院当天,医生查体、问诊时他配合得非常好,而护士和他接触时,他总是不多讲话。当护士发现他家里给他带的菜中有咸菜时,就抓住这个机会主动向他介绍肾脏疾病的病人饮食中限制钠盐的目的及意义,由于得时得体,他认真听取了护士的介绍并表示接受。以后他有问题就及时地向护士反映,还能主动咨询有关所患疾病的预后保健问题。

许多护士体会最深的就是沟通要随时观察病人,抓住机会交谈。整体护理是对病人进行全方位的护理,要使病人了解护理工作不是只管打针、发药,还包括许多健康教育的内容。与病人沟通就要针对病人在住院过程中存在的问题,抓住沟通的时机,随时随地有目的地进行。护士每天都要和病人接触,细心观察每个病人的心理变化,选择时机和病人交流。临床中,经常可以遇到许多儿女因工作忙没能按探视时间来看望病人,当同病室病友的子女坐在病人身旁时,有些病人因家属没来,就独自一人落泪,查房中护士们发现了这一问题。因此,每当探视时间护士们就主动坐在他(她)们的床边,耐心地安慰他(她)们,同其他探视的子女一样,和他(她)们聊天,还可抓住这一有利时机,教会他(她)们如何识别自身疾病,如何进行自我保健等。这样既消除了病人的心理压力,又抓住了与病人沟通的契机。因此,护士应会"察颜观色"才能抓准机会与病人沟通。

(二)与病人的沟通要体现个体化

要用真诚的态度让病人感到护士富有同情心和爱心、耐心。充分了解不同病人的性格特征、文化程度及语言习惯,用病人乐于接受的形式进行沟通。对小孩像父母一样关心照顾;对老人像子女一样体贴、尽心;对性格急躁的病人要避免争吵;对抑郁、焦虑的病人要让其感到家的温馨……总而言之,我们要灵活应用各种沟通技巧,实现个体化、人性化,从而使护患关系更加和谐。

三、护患沟通恰当的方式

(一)语言沟通

护患沟通中,最直接、最有效的沟通方式是面对面的交谈。交谈是双方把自己的感觉、想法变成语言信号传递给对方,对方根据自己对语言信息的理解转译成相应的意思。为此,交谈中,护士要善于运用语言艺术,注重情感的支持;应以亲善、同情的语调询问病史,以专注的神情和通俗易懂的语言与病人交谈病情,以认真、负责的态度交代治疗利弊,以亲切的目光迎送病人,以喜悦的表情分享病情的好转。

1. 不使用伤害性语言,避免对病人的不良心理刺激　伤害性语言可以代替种种劣性信息给人以伤害刺激,从而通过皮质与内脏相关的机制扰乱内脏与躯体的生理平衡。如果这种刺激过强或持续时间过久,还会引起或加重病情。

知识链接

临床上引起严重后果的伤害性语言有如下几种:

恶劣的刺激性语言——对病人训斥、指责、威胁、讥讽和病人最害怕听到的语言。例如,一位脑出血病人因大便弄到了床上,被护士训斥一顿,几分钟后病人出现了昏迷。

消极的暗示性语言——比如病人害怕手术,提心吊胆地问护士:"手术有危险吗?"护士冷冰冰地说:"谁敢保证!反正有下不来手术台的!"结果病人拒绝手术,影响了病情的预后。

破坏性语言——护理人员由于自己的情绪欠佳,告诉病人一些破坏性效果的语言,这将严重危害病人的治疗。

工作人员的不良谈话——护士们在病人面前窃窃私语,病人听得片言只语后乱加猜疑,或根本没听清而纯属错觉,这都容易给病人带来痛苦或严重后果。

2. 善于使用美好语言,发挥语言的积极作用　美好的语言,不仅使人听了心情愉快,感到亲切温暖,而且还有治疗疾病的作用。护士每天与病人接触,频繁交往,如果能注意发挥语言的积极作用,必将有益于病人的身心健康,大大提高护理水平。

(二)非语言沟通

非语言沟通即身体语言,也称"行为语言",主要通过表情、眼神、动作、姿势达到沟通的目的,对语言交流起到加强和辅助的作用,要做到自然而不做作,给病人以温暖、安慰与希望。护士在工作中不仅要业务熟练、技巧精湛,同时还要具有健康、典雅、含蓄、内蕴、静穆柔和的外在美与内在美,热情亲切、不卑不亢、仪表端庄、举止文雅,以良好的行为维持病人良好的心情,消除病人的疑虑;给病人以安全感、依赖感。相反如果护士与病人沟通时板着面孔,表情冷漠、傲慢、紧张,即使为病人做了许多,也仍不能达到最佳的沟通效果,得不到病人的理解和尊重,直接或间接地影响治疗护理效果。

1. 观察体语　体语是以目光、面部表情,头部、手、躯体等人体各部分的姿态动作传达信息,并以仪表、神态、举止、精神、情感、气质等表达自己的思想意识。体语多发自内心深处,极难压抑和掩饰,通过病人的体语又能窥知其心理、思想,协助诊断和治疗。护士做到从容镇定,仪表整洁美观,姿态稳重大方能引起对方的尊重和信任,同时给病人带来安全感。努力做好护士自身体语,是做好心理护理的基础,同时也是改变服务态度、提高护理质量的主要环节。

2. 认识常见非言语沟通形式　表情语言是人们通过面部状态或姿势变化来传递信息的语言。在护理过程中,护士面带微笑,可以给病人营造一种亲密无间的气氛,使病人感到欣慰。

眼神语言是人们通过眼色、眼睛神态来传递信息的语言。护士在护理过程中,必须巧妙地运用眼神的表达,来增强说话的感染力,增进与病人感情的交流。同时护士也应当注意病人眼神,来判断病人的心理状态,以帮助治疗护理。

手势语言是通过手的动作、姿态来传递信息的语言,手势同眼神一样,灵活多变,富有极强的表情达意的功能。

动作语言是通过扬眉、噘嘴、挥手、点头、摇头等身体部位活动传递信息的语言。护士在同病人的交往中,诚恳友善地向病人点头打招呼,温暖和安全感油然而生。

触摸语言是通过身体某个部位相互接触来传递信息的语言,它是护患沟通的一种积极有效的方式,既能增进人们的相互关系,也可以增进护患的情感交往。但在使用时应特别注意病人的风俗和文化背景,应用恰当,以免引起误解。

四、护患沟通准确的表达

(一)表达要体现护士的语言修养

1. 护士语言要具有规范性　用词要朴实、准确、明晰,尽量口语化,禁用医学术语或者医院常用的省略语。语言要符合语法的要求,不能够任意的去颠倒省略。语义要准确,语言表达要准确简洁,"词能达意",让病人一听就明白你所说的内容是什么意思,来配合你一起去做。

2. 语调要适宜　因为语言中声和调统称为副语言。说话内容的表达效果要借助于说话的方式,像语调的强弱、轻重、高低。即使一个简单问题的陈述,凭借语调也可以表达你的热情、关心和愤怒等复杂的情感。

（二）表达要因人而异

1. 针对不同文化水平病人的语言交流　针对文化层次高、容易接受的病人，护士应当积极地向他们介绍医院的工作时间、生活环境、各种管理制度，以及病人的诊断、治疗和护理安排，介绍病情及治疗效果，使他们对自己的病情、诊断治疗与护理心中有数，能够积极主动配合。

针对文化层次低、接受能力差的老人、小孩、农村病人，应多给予饮食、休息及病室卫生、床上用物、生活用品使用指导，在交流中应尽可能使用病人熟悉的日常用语，减少因医学术语带来的困扰，有利于疾病的恢复。

2. 针对不同病情病人的语言交流　对病情严重的病人，应对护理问题进行健康教育，做到护士和家属之间的协调，督促病人配合治疗护理工作。如手术病人，主要是向病人及家属讲清楚休息、饮食等知识，同时护士要加强巡视病人，及时发现和解决因手术给病人带来的不适。要多解释、多帮助、多了解、多引导。同时还要注意说话的艺术性和技巧性，切不能让病人情绪激动。针对病情较轻的病人，比如恢复期病人，护理内容则应侧重于预防和健康知识，采用讲课、健康教育等多样化的形式，做好术后恢复及出院健康指导。

五、护患沟通灵活的技巧

（一）言语沟通的技巧

1. 倾听　倾听是指全神贯注地接收和感受交谈对象发出的全部信息（包括语言信息和非语言信息），并做出全面的理解。倾听将伴随整个交谈过程，是获取信息的重要渠道。

在与病人交谈过程中，应集中注意力，全神贯注地倾听对方所谈内容，甚至要听出谈话的弦外之音，即听到病人的生理、认识和情感的反应。特别是老年病人由于生理的变化，往往叙述问题较慢，有时出现唠唠叨叨，有时甚至很难听

重点考点：
护患沟通的技巧

懂病人讲话的内容，此时倾听应有足够的耐心，做到专心致志，抓住主要内容，边听边思考边整理分析，这样沟通效果会更好。反之，与病人交谈时，如果听者心不在焉地似听非听，或者随便中断病人的谈话或随意插话都是不礼貌的。如有一名护士，在向病人家属介绍病情时，斜着身子，两手插在口袋中，显得高傲不凡，漫不经心，家属当即表示不信任，去找领导，非要亲自陪护不可，影响了护理人员在病人家属心目中的美好形象，影响了护患沟通。

另外，谈话时要用相互能理解的词语。如告诉病人"此药对 ×× 敏感。"由于病人对"敏感"二字概念不清，这一信息反使病人增加疑虑。在临床上，经常发生护士埋怨病人不认真听，以至记不住护士的话，明明已经交代清楚的事还反复问。这是因为对病人来说，他可能是处于焦虑、恐惧等不平静心理状态下，对所给予的信息很容易遗忘；而对护士来说，则可能由于她说话速度快，所给信息复杂或比较含糊而使病人记不住。

> **知识链接**
>
> 护患沟通中，护士应特别注意以下几点：
> 目的明确：护士要能捕捉病人传递信息的价值和含义。
> 控制干扰：护士应尽量降低外界的干扰。

目光接触：护士应用 30%～60% 的时间注视病人的面部，并面带微笑。

姿势投入：护士应面向病人，保持合适的距离，身体稍向病人方向倾斜，表情不要太丰富、手势不要太多、动作不要过大。

及时反馈：护士应适时适度地给病人反馈。可通过微微点头、轻声应答等，以表示自己正在听。

判断慎重：护士不要急于做出判断，应让病人充分诉说以全面完整地了解情况。

耐心倾听：护士不要随意插话或打断病人的述说，待病人诉说完后再阐述自己的观点。

综合信息：护士应综合信息的全部内容寻找病人谈话的主题，注意病人的非语言行为。

2. **核实**　核实是指在交谈过程中，为了验证自己对内容的理解是否准确所采用的沟通策略，是一种反馈机制。核实既可以确保护士接收信息的准确性，也可以使病人感受到自己的谈话得到护士的重视。护士可通过重述、澄清两种方式进行核实。

（1）重述：重述包括病人重述和护士重述两种情况，即一方面，护士将病人的话重复一遍，待病人确认后再继续交谈；另一方面，护士可以请求病人将说过的话重述一遍，待护士确认自己没有听错后再继续交谈。

（2）澄清：护士根据自己的理解，将病人一些模棱两可、含糊不清或不完整的陈述描述清楚，与病人进行核实，从而确保信息的准确性。

3. **提问**　提问是收集信息和核对信息的重要方式，也是确保交谈围绕主题持续进行的基本方法。为了保证提问的有效性，护士可根据具体情况采用开放式提问或封闭式提问。

（1）开放式提问：开放式提问又称敞口式提问。即所问问题的回答没有范围限制，病人可根据自己的感受、观点自由回答，护士可从中了解病人的真实想法和感受。其优点是护士可获得更多、更真实的资料；其缺点是需要的时间较长。

如果有一病人告诉护士说：我头痛。护士回答：吃片去痛片吧。这样，就头痛问题的谈话，则无法继续了。如果护士这样说：哦，怎么痛法，什么时候开始的？这样病人谈话就不会终止，护士可以从回答中获取病人需要满足的护理需要，这种提问就是开放式的提问。

（2）封闭式提问：封闭式提问又称限制性提问，是将问题限制在特定的范围内，病人回答问题的选择性很小，可以通过简单的"是"、"不是"、"有"、"无"等即可回答。其优点是护士可以在短时间内获得需要的信息；其缺点是病人没有机会解释自己的想法。

4. **阐释**　阐释即阐述并解释。在护患交谈过程中，护士往往运用阐释技巧解答病人的各种疑问；解释某项护理操作的目的及注意事项；针对病人存在的健康问题提出建议和指导。阐释的基本原则包括：

（1）尽可能全面地了解病人的基本情况。

（2）将需要解释的内容以通俗易懂的语言向病人阐述。

（3）使用委婉的语气向病人阐释自己的观点和看法，使病人可以选择接受、部分接受或拒绝。

5. **移情**　移情即感情进入的过程。移情是从他人的角度感受、理解他人的感情，是分享他人的感情，而不是表达自我感情，也不是同情、怜悯他人。在护患交谈过程中，为了深入了解病人、准确地掌握病人的信息，护士应从病人的角度理解、体验其真情实感。

6. 沉默 病人谈话中出现沉默有四种可能。第一是故意的，是病人在寻求护士的反馈信息。这时护士有必要给予一般性插话，以鼓励其进一步讲述。第二是思维突然中断，或是出于激动，或是突然有新的观念闪现。这时护士最好采用反响提问法来引出原来讲话的内容。例如，一个病人说：昨晚我睡的不太好。这时出现突然的停顿。护士应当说：你昨晚睡的不太好？这样会引导病人按照原来的思路说下去。如若不然，护士说：一个晚上睡的不好，没有多大关系。这样说就会妨碍病人说出原来要说的内容，护士也无法了解病人睡眠差的真正原因。第三是有难言之隐。为对病人负责，应通过各种方式启发病人道出隐私，以便医治其心头之痛。第四是思路进入自然延续的意境。有时谈话看起来暂时停顿了，实际上是谈话内容正在富有情感色彩的引伸。沉默本身也是一种信息交流，所谓此处无声胜有声。护士对病人谈话时，也可运用沉默的手段交流信息，运用得当可起到很有价值的作用。如病人焦虑时，护士可以告诉病人：您不想说，可以不说，我可以陪您一会儿，这样可以使病人感到舒适和温暖，病人在沉默中体验到护士正在替他分担忧愁，感到护士与他的情感正在相互交融。但长时间的沉默又会使双方情感分离，应予避免，打破沉默的最简单方法是适时发问。

知识链接

在倾听过程中，护士通过沉默起到以下四个方面的作用：
(1) 表达自己对病人的同情和支持。
(2) 给病人提供思考和回忆的时间、诉说和宣泄的机会。
(3) 缓解病人过激的情绪和行为。
(4) 给自己提供思考、冷静和观察的时间。

（二）非言语沟通技巧

1. 用超语词性提示沟通 超语词性提示就是我们说话时所用的语调、所强调的词、声音的强度、说话的速度、流畅以及抑扬顿挫等，它会起到帮助表达语意的效果。如："我给你提点意见"这句话，如果说的声音低一些，语气很亲切，就被人理解为恳切的帮助；如果声响很高，语气又急又粗，就会被人理解为情绪发泄；如果加重"你"这个词，就突出对你一个人的不满意。

2. 用目光接触沟通 目光接触是非言语沟通的主要信息通道。我们常说眼睛是心灵的窗户，它既可以表达和传递情感，也可以显示个性的某些特征，并能影响他人的行为。目光接触可以帮助谈话双方的话语同步，思路保持一致。但目光相互接触时间长，则成凝视。凝视往往包含多种涵义，有时带有敌意，有时也表示困苦。病人对护士的凝视多是求助。在临床上，护士和病人交谈时，要用短促的目光接触检验信息是否被病人所接受，从对方的回避视线、瞬间的目光接触等来判断对方的心理状态。与病人沟通时应以期待的目光，注视病人的面部，避免从头到脚看病人，避免面无表情斜视病人，避免不注视及横眉扫视病人。

3. 通过面部表情沟通 护士对病人的表情是以职业道德情感为基础的，当然也与习惯过程和表达能力有关。至于病人的表情，有经验的护士很容易总结出规律来，只要留意，就能"透过现象、抓住本质。"弗洛伊德说过："没有一个人守得住秘密，即使他缄默不语，他的手指尖都会说话，他身体的每个汗孔都泄露他的秘密。"因此，护士应当善于表达与病人沟通的面部表情，更要细心体察病人的面部表情，根据面部表情可以观察病人的身心状况。有的护士话语并不多，但微微一笑，往往比说多少话都起作用。"微笑是最美好的语言"，这句话颇有道理，微笑可使病人消除陌生感、恐惧感，增加对护士的信任，缩短护患间的距离。相反，护士的表情冷漠，则可增加病人的紧张感，会使他们认为这样的护士难以接近，不愿透露生理和心理的问题，护士无法从病人那儿获得更多的信息，阻碍彼此的沟通，影响有效的护理。

4. 运用身段表达沟通　指以扬眉毛、扩大鼻孔、噘嘴、挥手、耸肩、点头、摇头等外表姿态进行沟通的方式。这些方式相当于无声的语言，也是很重要的方面。例如，诚恳友善地向病人点头，激动、温暖和安全感就会油然而生。

5. 适当运用人际距离进行沟通　人际距离是交往双方之间的距离。有人将交往距离分为四种：亲密区，约 0.5m 以内，可感到对方的气味、呼吸、甚至体温；个人区，约为 0.5～1.2m；社交区，即相互认识的人之间，约为 1.2～3.5m；公共区，即群众集会场合，约为 3.5～7m。护士要有意识地控制和病人的距离，适当打破这种社会习惯的约束，尤其是对孤独自怜的病人、儿童和老年病人，表示体贴和同情，主动缩短交往距离，使病人产生温暖亲切感，更有利于情感沟通。但对有的病人交往距离过短，也会引起反感。

6. 触摸与暗示相结合　触摸是指身体的接触。据国外心理学家研究，触摸的动作有时会产生良好的效果。按中国的文化背景和风俗，除了握手之外，在医院这样的公共场合，只限和儿童接触较为随便。儿童通过触摸，会更好地配合治疗和护理。对成年病人，护士的某些做法如果得当，也可收到良好的效果。例如，为呕吐病人轻轻拍背，为动作不便者轻轻翻身变换体位，搀扶病人下床活动，对手术前夜因惧怕而难以入睡以及术后疼痛病人进行背部按摩，以示安慰并分散注意力，以及双手久握出院病人的手，以示祝贺。对老年人，护士抚摸手或肩部，病人会感到不再孤独。

触摸是一种普遍运用的非语言，在人类的成长以及相互关系的发展及疾病的治疗和护理中起到特别的作用。我们在心理护理实践中主要采取的是他人暗示，他人暗示是通过护理过程的交往，以言谈、表情，态度、行为巧妙地向病人暗示病情正在稳定并好转，治疗在见效，身体正在康复等。利于病人信心十足地与疾病作争，进而改变病人的感受和认识。通过这些感受和认识来减轻或消除病人的痛苦。通过触摸可暗示病人，护理人员对他的痛苦很理解、很关心，使他获得一种自信心和强烈的自尊心。

第三节　护士职业语言礼仪规范

◎ 案例

王某，男，50 岁。有 21 年饮酒史，以肝硬化入院接受治疗。病人常常因一点小事就冲着家人发火，并且经常在吃饭时向家属索要酒喝，得不到满足就直接向家属及护士发脾气。

病人："护士，你让我喝一点酒就可以，我保证不会多喝，没有酒我吃不下饭。"

护士："你脸皮可真厚啊！你这肝硬化就是长期饮酒导致的，跟你说过这么多次你怎么不长记性！不让你喝酒是为你好，一点也不能喝！"

◎ 请问

基于职业语言的规范性，护士应当如何对病人进行解释和劝说呢？

一、护士职业语言准确规范

被誉为西方"医学之父"的希波克拉底说过，"医学有两样东西可以治病，一是语言，二是药物。"护士因其工作的特殊性，一方面要与病人沟通交流，收集资料进行护理评估，另一方面还要在交流中表达对病人的关怀和同情。护士职业语言能体现出其文化素养及精神面貌，是护士综合素质的外在体现。

（一）护士职业语言的种类

在临床护理实践中，护士应当熟练运用的职业语言主要有如下几种：

1. 礼貌性语言　礼貌性语言可以使病人感到自己受到重视和尊重，给病人留下良好的印象，从而促使护患双方建立一种融洽的人际关系，为进一步交往打下良好的基础。所以，护士说话要讲礼貌，学会使用文明礼貌用语，如："您好"、"谢谢"、"对不起"、"再见"。与病人说话时，注意使用合适的称谓，多使用商量的口吻与病人交谈，少用命令性口吻。

重点考点：
护士职业语言的种类

2. 安慰性语言　安慰性语言有助于解除病人心理与躯体上的痛苦，特别对慢性病病人、疑难杂症病人、治疗效果不明显的病人更应该如此。在治疗过程中，病人难免会产生焦虑、悲伤甚至恐惧、绝望的情绪，护理人员对病人在病痛之中的安慰，其温暖是无疑是沁人肺腑的。对不同的病人，要寻找不同的安慰性语言。对牵挂孩子的女病人，可安慰她："你要安心养病，家人会照料好孩子的，有不少孩子，当大人不在身边的时候更懂事。"对事业心很强的成年人，可对他们说："留得青山在，不怕没柴烧。"对于病程较长的病人，可对他们说："既来之，则安之，吃好、睡好、心宽，病会慢慢好起来的。"对于较长时间无人来看望的病人，一方面通知家属亲友来看望，一方面对病人说："你住进医院，亲人们放心了。他们工作很忙，过两天会来看您的。"

3. 鼓励性语言　护理人员对病人的鼓励，实际上是对病人的心理支持，对调动病人与疾病作斗争的积极性是非常重要的。有针对性的开导、鼓励病人，能够帮助病人消除疑虑，增强疾病康复的信心，从而更加积极配合治疗及护理。比如，对骨折后坚持康复训练的病人说："您真勇敢，照这样坚持，您还会和以前一样走路，不会影响您去晨练、逛街的！"

4. 劝说性语言　病人应当做到而一时不愿做的事，往往经医务人员的劝说后而顺从。劝说性语言的应用多半是为了规范病人的行为方式，因此要讲究语言的艺术性，避免命令、训斥，应晓之以理，动之以情地向病人进行劝说，使病人易于接受。例如，有位 52 岁的男性早期胃癌病人，因害怕手术，宁肯速死也不肯作手术。家人再三劝说无效，而护士的一席话却使他愉快地接受了手术，结果预后颇佳。

5. 积极的暗示性语言　积极的暗示性语言可以使病人有意无意地在心理活动中受到良好的刺激。比如，看到病人精神比较好，就暗示说："看来你气色越来越好，这说明治疗很有疗效。"对挑选医生治病的病人说："别看某某医生年轻，可他治你这种病还真有经验。"给病人送药时说："其他病人说这种药效果很好，您吃了会有效的。"

6. 指令性语言　有些操作的过程中，病人必须严格遵照执行的动作和规定进行配合，护士指令性的语言也是必需的。比如，做精细的处置时指令病人"不许动"；病人必须空腹抽血或检查时，指令病人不得进食；静脉滴注时指令病人"不得随便调快速度"；对肾脏和心脏疾患的病人告诉他们："一定要低盐饮食"等。护士在表达指令性语言时，语气、语调要具有权威性。

7. **禁忌性语言**　在临床实践中，护理人员不仅要提高护理服务质量，而且要认真改变服务态度，在护患交流过程中，要注意禁忌性语言。首先禁忌不尊重语言，比如称呼病人为"病秧子"，称呼身体有残疾的病人为"瘸子"、"聋子"、"瞎子"等，会伤害病人的自尊心；其次禁忌不客气语言，越是熟悉的病人，越要规范自己的言行举止，防止不客气之语对病人造成伤害；第三禁忌不友好语言，对病人不够友善或怀有敌意的语言，会极大地影响护理服务质量；最后禁忌不耐烦语言，任何不耐烦的语言，都属于违反职业道德的，要加以杜绝。

（二）护士职业语言的要求

1. **用词准确，通俗易懂**　护士与病人交谈时，应尽量减少使用专业术语，同时，根据病人的文化程度、年龄、理解能力等，选用病人能听懂的词语或文字与之进行交流，用词要准确、朴实，避免因用语模糊或使用过多医学术语及省略语，导致病人费解、曲解甚至误解现象的发生。

2. **语法规范，合乎逻辑**　护士职业用语要符合语法要求，不能任意颠倒、省略，要注意逻辑性和系统性。不管是交接班、进行病室工作报告还是向病人交代问题时，都应避免使用容易混淆、产生歧义的语言，要把事情的发生、发展、结果及因果关系表述清楚，概念、层次要清晰。在临床护理工作中，护理人员要掌握规范的语法知识，养成良好的逻辑思维能力，正确、明白的表达问题。

3. **语音清晰，语速适中**　护理人员在工作中要以普通话为主要沟通工具，并尽可能做到发音准确清晰、声调优美柔和、语速适中，以便来自不同地区的病人都能听明白，并能迅速理解护士的意图和要求。同时，也可适当掌握一些方言，以便在交流中拉近护患之间的距离，同时也减少交流中的困难。

4. **符合道德，传递情感**　"医乃仁术"，言语道德是医德重要的组成部分。护士职业语言应遵循道德要求，在进行沟通时应用语文明，态度谦和、礼貌，要尊重病人的隐私、权利及人格，从而得到病人的认可和尊重。恰当的护士职业语言还要配合以真诚的态度，积极地倾听，给人以温暖的感觉，合理分配交谈时间，关注病人反应，并体现同理心，给病人以关怀。

5. **内容科学，促进治疗**　护士是以专业人员的角色，与病人进行沟通交流，在交谈的过程中要具有科学性，不能违背医学原理，更不可传递错误信息，或随意编造、传播一些未经证实的理论给病人。同时，良好的语言能够促进治疗，护士优美、礼貌、诚挚的语言，能为病人创造良好的心理环境，对病人起到良性影响，以达到治疗目的。

二、护士无声语言传情达意

在社会生活中，人与人之间除了广泛运用言语进行交流外，还常用一种无声的方式进行感情或思想的交流，例如人们交往时的动作、手势、眼神、面部表情以及站立的距离等。这些动作不是偶然地或是随便地做出来的，而是有规律的。它们同言词一样有着固定的含义，可以被人们理解，因而称之为"体态语言"，美国心理学家艾尔·梅拉别恩总结出这样的公式：情感表达 =7% 的言词 +38% 的语调 +55% 的面部表情。在现代医院里，护士作为工作人员中人数最多、与病人接触最密切的卫生保健群体，她们的专业形象不仅影响到公众对护理工作的看法，而且影响到医院形象和护理学科的发展。准确熟练地运用体态语言，给病人留下良好的护士形象，能为病人解除心理障碍，使病人发挥主观能动性，主动配合治疗和护理，达到临床治愈的目的。

（一）护士应具备的"体态语言"

护士是维护人类健康、实行救死扶伤的"白衣天使"，应具有高尚的职业道德，有热爱事业的献身精神、和蔼可亲的服务态度、认真负责的工作作风和精益求精的业务技术。所以，护士的"体态语言"应以亲切、科学、优美、勤快、轻细为行为规范。

1. 亲切　态度和蔼、热情真诚、亲切安抚、一视同仁。
2. 科学　严守规程、准确及时、行动缜密、实事求是。
3. 优美　仪表端庄、整洁文雅、稳健大方、文明礼貌。
4. 勤快　口、手、脚勤，敏捷利落、紧张有序。
5. 轻细　细致耐心、体贴入微、轻柔精巧、一丝不苟。

（二）体态语言在临床护理中的运用

体态语言内涵丰富，护士在临床护理中既要正确解读病人的体态语言，给予及时恰当的护理，同时更要注意自觉运用体态语言，实现护患双方的良好沟通。

重点考点：体态语言的运用

1. 仪表　在护患交流中，护士可以从病人的仪表发现一些线索，如病人的身体健康状况、职业、宗教信仰、文化修养等；护士应衣着整洁、举止稳重大方，步态轻快，表情自然，言谈得体，态度和蔼，使病人感到亲切、可信、放心。

2. 面部表情　人的面部表情是最能传情达意的，可表现人的复杂感情。

（1）微笑：在护患交往中，微笑常是医治疾病的一剂良方。病人入院后进入一个陌生的环境，心理常处于紧张状态，护士面带欣然、坦诚的微笑，则对病人极富感染力，消除其紧张情绪；病人恐惧不安时，护士镇定、从容不迫的笑脸，能给病人以镇静和安全感。同时护士真诚的微笑也是对病人体现出尊重和体谅，使病人能积极配合，使疾病得到及时明确的诊治。

知识链接

微笑的练习：

你可以对着镜子展示各种微笑，寻找自己最自然、最美好的笑容，久而久之，定格在脸上，就会变成自己习惯的微笑了。微笑的基本做法是不发声，露齿4～8颗，肌肉放松，嘴角两端向上略微抬起，面含笑意，使人如沐春风。

（2）严肃：当病人病情危重或是痛苦不堪时，护士严肃的表情是对病人具有爱心和同情心的表现；向病人家属交待病情及注意事项时表情也应严肃，体现出郑重的态度；在做护理操作时目光专注、表情严肃是工作认真负责的表现。

（3）无表情：无表情也是一种表情，包含两种情况，一种是无表情的沉默，当病人受到情绪打击或在哭泣时，护士以沉默的态度陪着病人，表达对病人的同情、支持及安慰，起到此时无声胜有声的效果；另一种是无表情的冷漠，这种无表情比露骨的困惑和厌恶更深刻地传达拒绝和轻视的意思。因此，这种无表情、无动于衷是医护人员的大忌，它会造成病人人格上的深刻伤害。

3. 目光接触　目光接触要自然地锁定对方的目光，表明自己的坦诚大方及关注尊重。也可交替着将目光落在对方眼睛以下、颈部以上部位，自然地让眼睛的余光看对方的表情。自然亲切、不卑不亢的适度对视，表示注意和接纳对方。如果配合以真切的鼓励、亲切的微笑和语言安慰,效果会更好。

(1)目光的注视方式:目光注视的方式一般有三种,即专注的目光、打量的目光和扫视的目光。在护理工作中,护士要根据情景的不同,采用不同的注视方式。在接待新病人时,可采用打量的目光,以示对病人的关心和注意,同时可观察病人的病情、一般情况、精神、情绪等。在操作时目光必须专注,体现认真负责的精神,无形中使病人产生良好的信赖感。在与病人对话时,目光也应专注,表示对病人讲话感兴趣,增强病人说话的欲望,从而扩大交流领域。晨间护理时,护士可以用扫视的目光与病室每一位病人进行亲切交流以示致意。

(2)目光接触的内涵:目光接触内涵十分丰富。注视病人的目光要体现庄重、友善、亲和、关切。目光接触有传情和示意两方面。传情方面如在解释病情时用严肃的目光,病人病情危重时要用同情的目光,询问病情时用关切的目光,与病人交流时用亲切的目光,当病人情绪低落时用鼓励的目光,对病人提出要求时用期待的目光等。示意性目光是通过目光的交流表达出护理人员的意向,表达注意、尊重、致意、理解、会意等。

(3)目光接触的注意事项:首先避免情绪化,其次在目光接触中尽量正面交流,力戒窥探性目光,也不可长时间盯住不放,尤其是病人的缺陷部位,以免伤害病人的自尊。

知识链接

目光交流中要注意避免的10种眼神:

1. 目光漂浮不定
2. 睨视、斜视,"不正眼看人"
3. 视而不见
4. 操作时视线不集中在操作部位
5. 眯着眼注视人
6. 眼睛始终不看病人
7. 交流时目光躲闪、不敢正视对方
8. 将目光移来移去,上下左右反复打量
9. 目不转睛
10. 将目光凝聚在对方面部某个部位

4. **姿态**　在临床护理中,护士的体姿是否得当,直接影响自身的形象和服务质量。在护理过程中,首先步态要轻、稳,频率要快,轻和稳体现工作的认真和谨慎,也体现对病人的体谅和关心,而频率快一是节约时间,二是避免给病人懒散和松垮的感觉。在做护理操作时如听诊、测血压、输液、给病人翻身等接触性护理时,护士如自觉地俯下身去,缩短与病人的交流距离,则会增加亲和度,增进护患感情。

5. **手势**　护士的手势结合表情的运用,可以增强病人视觉效果,加深印象,密切护患关系,以提高表现力和感应性。如轻拍,轻拍可传达多种情感。当病人受到打击而哭泣时,护士轻拍其后背以表示安慰;当病人情绪发泄完毕时,可轻拍其肩胛部以提醒病人收敛情绪;儿童病人用手轻轻拍打其腮部以示亲昵;输液时,为使静脉充盈,常需拍打该处静脉,操作时注意动作轻柔。使用手势时要自然,要与有声语言相协调,要便于理解,避免理解上的歧义,还要注意护理对象年龄、性别、职业以及情境,准确把握好分寸。

6. 触摸 触摸表示关切和喜爱。儿童病人用手轻摸他的头以示喜爱，会迅速拉近感情的距离；高热病人，护士用手触摸其前额更能体现亲切的情感；脑外伤病人在观察病情时，用拇指轻推上眼睑用专注目光观察瞳孔，显得既专业又非常关切，病人会油然而生敬意，从而产生信任感。

三、与不同对象沟通得体到位

（一）护士与病人之间的沟通

1. 基本原则

（1）尊重为本：护理人员在与病人沟通时，要秉承尊重的原则。首先，要尊重病人的人格，维护病人尊严，尊重其个性心理，不可嘲笑、侮辱、歧视病人。其次，要尊重病人权益，即尊重病人获得医疗护理的权利，尊重病人的知情权、对护理方案的选择权、对医疗护理行为的拒绝权等。第三，要尊重病人隐私，在进行体检及各项操作时，要选择合适的地点，注意遮挡隐私部位，不窥探与治疗、护理无关的个人隐私，不随意透露病人信息。

（2）诚实守信：真诚是沟通的根本，也是良好护患沟通的核心。护理人员在临床护理工作中，要做到诚实守信，言必行，行必果。不能做不合实际的承诺或保证。真诚而符合实际的承诺会让病人对护理人员产生信任感，有利于良好护患关系的建立。

（3）文明礼貌：护理人员的言行举止，直接影响到病人对他们的信赖和治疗护理的信心，因此护理人员语言要文明，举止要彬彬有礼、落落大方；仪表端庄，表情自然；谈吐礼貌，温文尔雅。

（4）共情倾听：在护理工作中，护士要多从病人角度出发，用病人的眼光看待问题，体会和理解病人的感受及感情，用倾听的方式鼓励病人倾诉，同时积极给予反馈，从而使护患双方产生共鸣，减少病人的孤独感，促进护患关系的良好发展。

2. 沟通策略

（1）与儿童病人沟通：儿童病人活泼好动，接受能力和求知欲较强；但对疾病的反应性强、耐受力差，不善于语言表达。同时，对于陌生的医院环境，容易产生恐惧、无助的心理反应。护士应该做到以下方面：

1）言语技巧：护士应面带微笑，声音柔和，语言活泼生动、浅显易懂，符合孩子的年龄特征。多鼓励、赞扬，避免训斥，以免损伤其自尊心并加重恐惧感。

2）操作技巧：在进行各项检查及护理操作时，应首先征得家长同意。查体及护理操作时，先做出必要的解释，消除患儿紧张感；动作轻柔、准确，必要时分散其注意力以取得配合。

（2）与成年病人沟通：成年病人在思想和心理上较成熟，对现实有自己的见解。因生病不能兼顾家庭、工作及学业，病人会表现出情绪不稳、自责矛盾等心理活动。护士在与其沟通时要做到：

1）避免说教：生硬的说教语言会令成年病人反感，不利于建立良好护患关系。在沟通时应用商量的口吻交谈，以取得病人信任，从而积极配合治疗。

2）多做解释：对于治疗、护理各项措施，护士应多做介绍，指出治疗和预防疾病的重要性，指导其进行康复运动，饮食搭配，平静情绪，合理调整工作、学习与休息时间，预防疾病复发。

（3）与老年病人沟通：老年人生理功能减退，心理上具有孤独、不安、悲观、爱猜疑等特点；具有较强的自尊心，希望得到尊重、服从；喜欢追忆往事，尤其喜欢向别人炫耀个人成就。护士在与其沟通时应做到：

1）称呼得体：为了表达对老年病人的敬意，在选择称呼时一定要得体。可以用"叔叔、阿姨"、"大爷、大妈"或其职务尊称病人，不仅显得亲切尊敬，也拉近了护患间的心理距离。

2）体态语言：护士要善于利用老年病人的习惯和特点，调动病人的积极因素。与老年病人沟通时，可以辅以适度的表情，如点头微笑、温柔的抚摸等，充分发挥体态语言的作用。

（二）护士与病人家属及探视者沟通

在护理工作中，与病人建立良好关系的同时，与病人家属及其探视者的沟通也不容忽视。护理人员与病人家属及探视者的良好沟通不仅可以获得更多与疾病相关的资料，做出正确的护理诊断，同时能获得家属的认可和支持，促进病人治疗护理的依从性，使其尽快康复。在沟通中护士应遵循尊重、礼貌、热情、诚恳的原则，适当的回答和处理问题。

1. 注重谈话艺术和技巧　在交往过程中要热情、诚恳，注意谈话艺术，交流中要根据其心理承受能力把握谈话分寸，措辞、语句要斟酌，做到科学地解释，诚恳地安慰。回答问题要与医生保持一致，避免引起不必要的纠纷。

2. 建立良好关系　根据家属及探视者的性格特征、心理需求采取不同的沟通方式，以达到沟通的最佳效果，使他们与护士达到心理相容，有利于病人的康复，从而建立良好的人际关系。

（三）护士与同事沟通

1. 基本原则

（1）真诚平等：真诚是人际交往的根本，是人与人相处的基本态度。护士在与同事沟通的过程中，应以诚待人，表里如一，做到一个"诚"字，必能赢得真诚的回报。同时，还要树立平等意识，彼此尊重，不可自视甚高或心存自卑。

（2）团结协作：医务人员在工作、生活、学习中相互支持和帮助是圆满完成治疗护理工作的前提。医疗工作本着"病人第一"的原则，既要明确各自分工，又要协调一致，团结协作。

2. 沟通策略

（1）医护沟通：护士和医生是合作伙伴，既相互独立，又彼此补充、协调，共同组成了医疗护理集体。医生侧重对病人的诊断和治疗，护士侧重对病人护理问题的诊断和处理，虽分工不同，但交往密切。正确处理医护沟通问题，建立相互融洽的医护合作关系，对促进病人的康复尤为重要。

1）相互信任、真诚合作：医护间相互信任、真诚合作是建立良好医护关系的基础。医生与护士的精诚合作，是促进病人康复的重要保障。医生正确的治疗方案和护士优质的护理服务相互配合是取得最佳医疗效果的保证。

2）尊重医生，彼此监督：对医嘱有疑问时，不可盲目执行，及时以询问的方式与医生沟通；发现医嘱有误时，应主动提出建议，协助医生修改医嘱，既体现对医生的尊重，又解决了实际问题。医护之间互相监督彼此的医疗护理行为，最终减少医疗差错的发生。

3）注重艺术，维护形象：医护人员都不要在其他人面前直率的指出对方的错误，更不能在病人及家属面前议论医护人员治疗或护理的不妥之处。当工作中出现分歧时，应注意沟通的场合、态度和交往的艺术，维护彼此形象。

4）相互学习，共同进步：医护双方应本着真诚、宽容的态度，相互支持，相互学习，取长补短，谦让谅解，共同提高医疗护理质量，为病人提供最佳治疗环境。

（2）护际沟通：临床护理工作非常注重团队的协作性，不同级别、年龄、学历层次的护士之间应建立良好的人际关系，团结协作，密切配合，形成一个有机的整体，在保证临床护理工作顺利进行的同时，也不断提高临床护理质量。为此，护士之间应掌握以下的沟通策略：

1）相互理解、相互尊重：不同岗位的护士之间应相互理解、相互尊重，年长的护士应以身作则、严于律己、平等待人；管理层的护士应尽可能考虑到其所管理的护士的需求，在尽量满足其需求的基础上，多多给予其指导和帮助。

2）取长补短、密切配合：高年资的护士经验丰富，年轻护士有创新精神，接受能力强。年轻的护士应尊重、配合年长护士，虚心学习并尽快掌握临床护理的知识和技能，服从安排，共同完成临床护理工作。临床护理工作繁重琐碎，中间环节多而具有连贯性，工作的完成要依赖每一位护理人员的积极努力，各级护士应严格要求自己，在各自的岗位上各司其职，齐心协力，发挥团队精神，保证工作顺利进行，维护病人利益。

（3）护士与其他工作人员沟通：现代医院是一个以病人健康为中心的服务群体，护理人员除了要处理好护患关系、与病人家属的关系以及医护关系以外，还应与医院辅助科室、后勤部门以及行政部门的工作人员进行沟通，建立良好的人际关系。在与上述部门沟通交往时，应把病人利益放在首位，积极配合彼此工作，做到相互尊重，相互支持，举止文明，以诚相待。

本 章 小 结

搭建护士文明和谐的沟通桥梁

为搭建护士文明和谐的沟通桥梁，展现护士良好的职业形象，沟通中礼貌谦逊的态度、通俗易懂的语言、准确逻辑的表达、恰当的表情面容、规范的体态姿势等都是必不可少的。

护理工作是科学、爱心和艺术相结合的具体体现，护士除了要具备丰富而扎实的护理理论知识、精湛的护理技能外，还要有文明礼貌的语言，良好的沟通技巧，与病人及同事建立良好人际关系，以最佳的状态为每一位需要健康帮助的病人提供优质的服务。

护理行业是最能发挥女性温柔和爱心的职业，得体的语言及体态，良好的沟通技巧，能显示出护士良好的职业素养，给人们留下温暖、仁爱的"白衣天使"形象。在护理工作中提高语言修养，深刻领会并运用沟通技巧，灵活的运用各种交谈策略，是成为护理人员礼仪素养不可或缺的重要内容。

▶▶ ER-4-2　目标测试

（李　莉　张　晓）

第五章 创建护士和谐仁爱的社交环境

ER-5-1 创建护士
和谐仁爱的社交环境
（课件）

学习目标

1. 掌握护理工作中称谓的礼仪常识。
2. 熟悉护理工作中护士接待与拜访礼仪的注意事项。
3. 了解创建护士和谐仁爱的社交环境在护理工作中的重要意义。
4. 学会从事护理工作所必需的礼仪文化知识。
5. 培养学生在护理工作环境中提供优质礼貌服务的技能，具有良好的护士礼仪修养。

第一节　护士基本社交礼仪规范

◎ 案例

某医院消化科病房 3 号病室共有三位病人，分别是 5 床，张兰芝，女，76 岁，原发性肝癌；6 床，王刚，男，36 岁，胃溃疡；7 床，张华，女，18 岁，急性胰腺炎。

◎ 请问

1. 作为责任护士，你该如何称呼这三位病人？
2. 6 床为新入院病人，你该如何向其做自我介绍？
3. 该如何向她介绍同病室的其他病人呢？

社交礼仪是社会交往中使用频率较高的日常礼节。一个人生活在社会上，要想让别人尊重自己，首先要学会尊重别人。掌握规范的社交礼仪，能为人际交往创造出和谐融洽的气氛，建立、保持、改善和谐的人际关系。社交礼仪的基本原则为尊重、遵守、适度、自律。因此，要创建护士和谐仁爱的社交环境就需要护理人员遵守基本的社交礼仪规范，具有良好的接待与拜访礼仪和通讯礼仪。

一、称谓选择准确适宜

称谓，主要是指人们在交往过程中对彼此的称呼，它表示着人与人之间的关系，反映着个人的修养和品德。

一声得体又充满感情的称呼，不仅体现出称谓人的文化和礼仪修养，也会使交往对象感到愉快、亲切，促进双方感情的交流，为以后的深层交往打下良好基础。因此，有人把称呼比作是交谈前的"敲门砖"，它在一定程度上决定着社会交往的成功与否。因此，在日常交往中彼此之间选择正确适当的称谓显得非常重要。（图5-1）

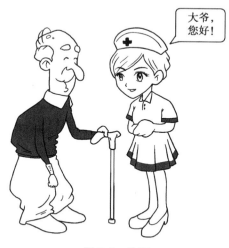

图 5-1　称谓

（一）称谓的原则

1. 礼貌原则　这是人际交往的基本原则之一。每个人都希望被他人尊重，合乎礼仪的称谓，正是表达对他人尊重和表现自己礼貌修养的一种方式。交际时，称呼对方要用尊称，如"您"——您好、请您；"贵"——贵姓、贵公司；"老"——李老、您老；"高"——高寿、高见等。

2. 尊崇原则　中国人自古就有从大、从老、从高的心态。对同龄人来说，可称呼对方为哥、姐；对相当父辈的人，可称"伯伯"；对副职管理者，可以免称"副"字。但随着西方文化的介入，中国传统的从大、从老的习惯也在发生着潜移默化的改变，如人们对自己的年龄已不再认为越"老"越值得骄傲了。

3. 适度原则　根据交际对象、场合、双方关系等选择适当的称谓也是称谓礼仪的一个重要原则。例如对行业工人称师傅是恰如其分的，但对医生、教师、军人、商人、干部称师傅就不合适了，而应分别以职业或职衔等给予恰当的称呼。

（二）称谓的方式

1. 国际通用的称谓

（1）通称：①国际上不论长幼，通常称成年男子为先生，对已婚女子称夫人，太太或女士。②对未婚女子称小姐。③对不了解婚姻状况的女子也可泛称小姐或女士。④在西方，女士们普遍喜欢用比自己实际年龄小的称谓。

（2）职衔称：①对官方人士一般称阁下、如某某部长阁下。②对有明确职衔者可单独称其职务、职称或学位，如某某律师，某某教授等。③对军界人士一般称其军（警）衔或军（警）衔＋先生，如巴顿将军、某某警官。④对神职人员：可称呼其神职，或姓名＋神职，如某某牧师。⑤习惯称来自君主国家的贵宾某某国王（王后）、国王陛下、某某公主、某某王子或公主殿下、亲王殿下,对有爵位称号的,或称其爵位。⑥对有同志称呼习惯的国家,可以姓名＋同志,如某某同志等。

2. 国内惯用的称谓

(1) 通称:①过去我国在彼此称谓中不分交往人的年龄、职业、性别、职务等,一概通称"同志",改革开放后渐渐少用,取代之以先生、小姐、女士等国际通用的称谓。②学校内和官兵间互称为同学和战友。

(2) 敬称:交往中为体现对他人的尊重和自己的修养,在称呼对方时,常用您、贵、令、兄、玉、金等词,以表明说话人的谦恭和客气。如贵厂、贵院、玉体、令尊(对方父亲)、令堂(对方母亲)、贵宾、嘉宾等。

(3) 谦称:在敬称对方的同时,中国人讲究谦虚的称谓自己和家人。如称己方为愚方;称自己的著作为劣著;称自己的住处为寒舍;称自己的长辈、年长的家人,常冠以"家"字,如称父亲为家父或家严、称自己母亲为家母或慈母;称比自己辈分低的、年龄小的家人,则冠以"舍"、"犬"、"小"字,如舍弟、舍侄、犬子、小女、小婿等。

(4) 职业称:在与一些职业特征比较明显的对象交往时,为了表示对对方职业和劳动技能的尊重,通常称其职业,或姓氏后加职业,如李医生、方护士、张老师等。

(5) 职衔称:对国家干部或有明确职衔的人士,交往双方通常都用职衔称。如王处长、李书记、刘校长、张经理等。

(6) 姓氏称:这是我国在称谓方面与国际惯用称谓的又一点不同。①当对方与自己比较熟悉且是同辈人时,常用"老＋姓"呼之,如老黄。②对方比自己年龄大,且德高望重者,则称"姓＋老",如周老。③对方比自己年龄小、身份低,则称"小＋姓",如小刘。

(7) 亲属称:在与非亲属人士交往中,有时以对方亲属称谓称之,如李奶奶、陈爷爷、吴叔叔等,能给人以亲切、热情、敬重之感,尤其是在非正式场合的民间交往中,能使人倍感亲切,使心与心的距离缩短。

(三)称谓的注意事项

1. 要根据交往双方的关系、深度、远近程度等有选择性的称谓。

2. 在称谓时要注意民族和区域的界限,根据称呼人的交往习惯来选择称谓。

3. 要注意称谓的感情色彩,给不同的交往对象被尊重之感。

4. 注意像一些昵称小名或者绰号仅适用于非正式场合或者熟人之间,不可在正式或社交场合使用。

5. 注意不要以喂、哎、3床、老头等这样的方式去称呼对方,这样显得很不礼貌,更不能不称呼对方直接进入谈话。

6. 使用称呼就高不就低。

7. 当被介绍给他人,需与多人同时打招呼时,称呼要注意有序性,应遵循先上后下、先长后幼、先女后男、先疏后亲。

二、介绍运用有序恰当

从礼仪的角度讲,介绍就是向外人说明情况,它是初次见面的双方开始交往的起点。在人与人之间起桥梁与纽带的作用,为进一步交往开个好头。在社会活动中,经常要结识一些新的交往对象,这就离不开自我介绍,为他人介绍等,无论哪种介绍,都必须遵守一定的礼仪规范。

（一）介绍的礼仪要求

1. 介绍的顺序　在介绍过程中，先提到某人的名字是对某人的尊重，即为尊者，而后一个人则是被介绍对象。介绍中要遵守"尊者优先"这一国际公认的原则。根据这一原则，介绍的顺序如下。

（1）将男士介绍给女士：如"刘小姐，我来给你介绍一下，这位是赵先生。"但如果男士为尊者或长者时，则应先将女士介绍给位尊的、年长的男士。

> 重点考点：
> 介绍的原则。

（2）将年轻者介绍给年长者：在同性别两人中，年轻者应该被介绍给年长者，如"王叔叔，这是我的同事刘佳"。

（3）将身份低者介绍给身份高者：如"宋主任，这位是我的同学李想"。

（4）主宾之间介绍顺序：先将客人介绍给主人。客人年轻先介绍客人，客人年长先介绍主人。

（5）其他介绍顺序：①将迟到的介绍给早到的。②将未婚者介绍给已婚者。③先介绍个人，后介绍团体。④先介绍自己人，后介绍外人。⑤当双方性别相同、年纪相仿、职务相当时，可不分先后自由介绍。

2. 介绍的注意事项

（1）了解意愿，热情介绍：正式为他人介绍之前，最好先了解双方是否有结识的愿望，切不可贸然引见。较恰当的方式是，介绍者先用征求意见的口气询问位尊一方，如"李老，我可以介绍小张和您认识吗？"等。如对方同意，方可进行介绍。在正式介绍时，应先说"请允许我为您介绍……"等礼貌用语。

（2）介绍有礼，手势规范：自我介绍时，要面带微笑，温和地看着对方说声"您好！"以引起对方的注意，然后报出自己的姓名、单位、身份，并简要表明结识对方的愿望或缘由。自我介绍要力求简洁，以半分钟为佳，不宜超过一分钟。为他人介绍采用指示礼，掌心向上，四指并拢，拇指略开，四指指尖朝向被介绍方，切忌用手指指点点。被人介绍后，被介绍者可以用礼貌用语互相问候，如"久仰大名"、"能认识您，真是非常荣幸"等，切忌反应冷淡。

（3）语言清晰，内容简练：语言要简洁，介绍内容可以是姓名、单位、爱好等。如"这位是张先生，某某大学教授"，"这位是王同志，在某某单位供职，爱好书法"。

（4）积极应对，握手致意：介绍人与被介绍人双方呈三角形站位。如果介绍双方是坐位，可站起来互相问好，也可以握手致意。如双方不便握手，可以点头微笑。

（5）长幼有序，注意细节：把晚辈介绍给长辈，晚辈一定要礼貌，用尊称，如长辈未先伸手，晚辈不宜主动伸手握手。介绍男女认识时，不管女性是站着还是坐着，男性应先点头欠身，然后等女方反应，如女方不主动伸手，男方不宜伸手握手。

（二）介绍的方式

人们相互介绍、彼此认识的方式多种多样，护士在工作和社交场合中，常用的介绍方式主要有自我介绍、他人介绍、集体介绍。

1. 自我介绍　是人们相互认识的常用方式之一，形式有以下几种：

（1）应酬式：①适用于办理公务、公共场所或一般社交场合。②这种介绍最为简洁，如："您好，我是王洪。"

（2）工作式：①适用于工作场合。②介绍内容包括本人姓名、工作单位、职务或从事的具体工作等。这三项内容称为工作式自我介绍"三要素"。如"您好，我叫李宁，我是您的责任护士,有什么需要可以随时叫我。"

(3)交流式:①适用于各种社交活动,希望与交往对象进一步交流。②介绍内容包括:姓名、学历、籍贯、工作、兴趣爱好等。如"您好,我叫张艳,毕业于某某医科大学,现在市医院工作,我喜欢旅游。"

(4)礼仪式:①适用于一些正规而隆重的场合,如报告、演出、庆典等,是一种表示友好、尊敬的自我介绍。②介绍内容包括姓名、籍贯、年龄、学历、爱好和一些适宜的谦语、敬语。如"各位来宾,大家好!我是某某医院的院长,我代表全院职工热烈欢迎大家光临我院建院60周年庆典活动!谢谢各位的支持!"

(5)问答式:适用于应聘、应试和公务交往场合。

2. 他人介绍 即社交中的第三者介绍(图5-2)。通常有以下几种形式。

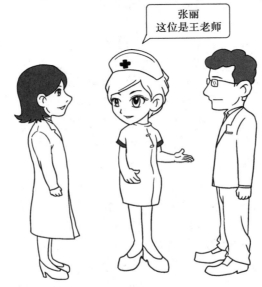

图 5-2 他人介绍

(1)标准式:①适用于正式场合。②内容以双方的姓名、单位、职务为主。如"我来给两位介绍一下,这位是某某医院护理部张主任,这位是某某卫校护理教研室李主任。"

(2)简介式:①适用于一般的社交场合。②内容只有双方姓名一项,甚至只提到双方姓氏。如"我来介绍一下,这位是老刘,这位是小张,你们认识一下吧。"

(3)强调式:①适用于各种社交场合。②内容除被介绍者的姓名外,还会刻意强调一下其中某位被介绍者与介绍者之间的特殊关系,以引起另一位被介绍者的重视。如,"张老师,这位是徐慧,是我的侄女,将在您的班上学习,请您对她严格要求。"

(4)引见式:①适用于普通的社交场合。②做这种介绍时,只需将被介绍者引导到一起,而不需要表达任何具有实质性的内容。如"两位认识一下如何?大家其实都是同行。"

(5)推荐式:①适用于比较正规的场合。②多是介绍者有备而来,有意要将甲举荐给乙,因此在内容方面,通常会对甲的优点加以重点介绍。如"张院长,这是某某卫生学校的毕业生,去年在全国护理技能大赛中获一等奖,现在想在咱们医院实习,请多关照。"

3. 集体介绍 集体介绍是他人介绍的一种特殊形式,被介绍者一方或双方都不止一人,大体可分两种情况:一是为一人和多人作介绍;二是为多人和多人介绍。

（1）集体介绍的顺序：进行集体介绍的顺序可参照他人介绍的顺序，也可酌情处理。但注意越是正式、大型的交际活动，越要注意介绍的顺序：①"少数服从多数"：当被介绍者双方地位、身份大致相似时，应先介绍人数较少的一方。②强调地位、身份：若被介绍者双方地位、身份存在差异，虽人数较少或只一人，也应将其放在尊贵的位置，最后加以介绍。③单向介绍：在演讲、报告、比赛、会议、会见时，往往只需要将主角介绍给广大参加者。④人多一方的介绍：若一方人数较多，可采取笼统的方式进行介绍。如"这是我的学生"、"这是我的同学"。⑤多方的介绍：若被介绍的不止两方，需要对被介绍的各方进行位次排列。排列的方法为：以其负责人身份为准，以其单位规模为准，以单位名称的英文字母顺序为准，以抵达时间的先后顺序为准，以座次顺序为准，以距离介绍者的远近为准。

（2）集体介绍注意事项：与他人介绍的注意事项基本相似，除此之外，还应注意以下两点：①在首次介绍时要准确地使用全称，不要使用易生歧义的简称。②介绍时要庄重、亲切、正规。切勿开玩笑、随意，以免与场合不适宜，出现尴尬局面。

三、行礼问候谦卑恭敬

致意礼仪是向他人表达问候、尊重、敬意的一种礼仪形式，是随着现代生活节奏加快而产生的，在人际交往中使用频率较高的一种，它没有十分严格的模式，但在人际交往中的作用不容忽视。礼貌的行礼问候，给人一种友好、友善的感觉，并表达出自己的交往意愿，同时也体现出一个人的素质和修养。

（一）致意的方式

1. 微笑致意　是应用范围最广的一种致意方式，在任何场合，只要给他人一个甜美的微笑，即可表达问候。

（1）微笑致意的场合：任何交际场合。

（2）微笑致意的方法：目光注视对方，在对方目视自己的时候，微微一笑。

2. 点头致意　点头致意是在公共场合用微微点头表示问候的一种方式（图5-3）。

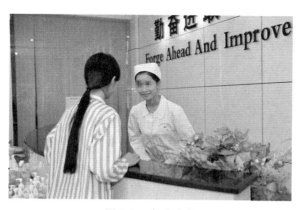

图5-3　点头致意

（1）点头致意的场合：①遇到领导、长辈时：在一些公共场合遇到领导、长辈，一般不宜主动握手，而应采取点头致意的方式，这样既不失礼，又可以避免尴尬。②遇到交往不深者：交往不深的两人见面，或者遇到陌生人又不想主动接触，可以通过点头致意的方式，表示友好和礼貌。③不便握手致意时：一些场合不宜握手、寒暄，可采用点头致意的方式。例如，与落座稍远的熟人等。④比较随意的场合，一些随意的场合，如在会前、会间的休息室、上下班的班车上、办公室的走廊上等，不必握手和鞠躬，轻轻点头即可。

（2）点头致意的方法：根据情况可驻足或正常行走，面带微笑，目视被致意者眼睛，如人员较多，应扫视全体人员后，微微点头，幅度不宜过大，速度不宜过快，一次为宜，不可反复多次点头。

3. 欠身致意　是在工作过程中遇到领导或参观宾客时，微微向前鞠一躬，施以欠身，表示对领导和来访者的尊敬。

（1）欠身致意的场合：会议、会谈进行中，人声嘈杂的街道上，客人和领导经过某人的工作岗位时，在电梯门口和电梯内遇见客人时，工作人员需起立站好，并问候"您好"，行欠身礼。

（2）欠身致意方法：欠身要头颈背成一条直线，目视对方，身体稍向前倾。欠身致意时不可弓背，腰身扭曲，否则欠身就失去恭敬之意。

4. 单手致意

（1）单手致意的场合：与点头致意大致相似，它最适合向距离较远的熟人打招呼。

（2）单手致意方法：右臂向前方伸直，右手掌心向着对方，拇指分开，其他四指并齐，轻轻向左右摆动一两下（图5-4）。

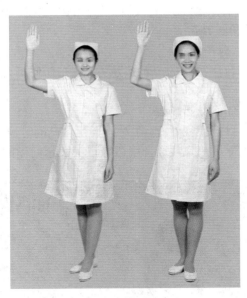

图5-4　单手致意

5. 注目致意

（1）注目致意的场合：一般在升国旗、游行检阅、剪彩揭幕、开业挂牌等情况下使用。

（2）注目致意方法：起身立正，抬头挺胸，双手自然下垂贴放于身体两侧，面容庄重严肃，双目正视行礼对象，或随之缓缓移动。

6. 拱手致意　拱手致意俗称拱手礼，是我国民间传统的会面礼。

（1）拱手致意的场合：常用于过年时举行团拜活动，向长辈祝寿，向友人恭喜结婚、生子、晋升、乔迁，向亲朋好友表示感谢。

（2）拱手致意的方法：起身站立，上身挺直，左手抚抱右拳在胸前，自上而下，或者自内向外,有节奏地晃动两三下。遇到对方向自己致意,应以同样的方式向对方致意。

（二）致意的要求

1. 各种场合,男士应先向女士致意,年轻者先向年长者致意,学生先向老师致意,下级先向上级致意。女士不论在何种场合,不论年龄大小,不论是否戴帽,只需点头致意或微笑致意。只有遇到上级、长辈、老师、特别钦佩的人及见到一群朋友时,女士才率先向对方致意。

2. 致意要注意文雅,一般不要在致意的同时向对方高声叫喊,以免妨碍他人。遇到对方向自己致意,应以同样的方式向对方致意。

第二节　护士接待与拜访礼仪

◎ 案例

一位病人被门诊接收,作为新患者来到病房,患者与护士的对话如下:

护士:"什么事?"

病人:"护士,我要住院。"

护士头也不抬:"单子拿来,什么病? 叫什么?""4 号床,去吧!"

病人闷闷不乐的去了病房。

◎ 请问

1. 值班护士做的对吗?

2. 如果你是护士你怎么做?

护士的日常接待是护患沟通的初期接待礼仪,也就是护患沟通打下基础的基本要素,现代护理模式是整体护理,人文护理礼仪很重要的因素。俗话说"良言一句三冬暖",得体的语言可以为护士的形象加分,从而建立良好的护患关系,帮助病人树立战胜疾病的信心,反之,语言运用不得当,则会起到相反的效果。因此,护士应当加强自身的语言修养,重视日常接待的礼仪,这样才能全方位的更好的服务病人。

一、护士日常接待礼仪

护士日常接待礼仪可分为动态礼仪与静态礼仪,动态礼仪包括语言、举止、护理等。护士的静态礼仪包括静态举止、面容、微笑等,它是护士无声的名片,更代表了个人的形象。

1. **文明礼貌**　在护患交往中要注意语言美,它包括文明、得体、谦虚、礼貌这几个原则。好的语言有利于病人树立战胜疾病的信心,同时可以增加病人的安全感,极大地满足病人心理需要。

在护患沟通中要使用敬语,请、您、对不起是最基本的用语,例如:"对不起,请您稍等一下""请问您哪里不舒服?"等,这样的语言会使病人感觉到非常的温暖。对于病人给出的正面的积极的反应要及时给予鼓励与赞赏,以增加病人信心,例如:"对,您这样做非常正确""从您的想法可以看出您是一位心态非常阳光的人"。称呼病人不可直呼病人的姓名或者床号,要根据不同的年龄、职业给予正确的称谓,注意倾听,平等待人。

2. **得体恰当**　在护患交往中护士的仪表要注意优雅得体,正如前面章节所讲的仪容仪表礼仪一样,护士上岗,妆容得体,表情恰当,眼神热情、亲切,做到心口如一,让病人感觉到希望,工作着装要整洁干净,佩戴胸牌,头发前不遮眉、后不搭肩、两侧不遮耳,男护士不留胡须或过长的鬓角,整体形象给人以文明、大方的感觉,这也是第一印象的开始。

(一)门诊护士的接待礼仪

1. **门诊的特点**　门诊接诊的病人较其他科室较多,流动性大,门诊医生为就诊的病人得出初步诊断,给予病人进行治疗,如果门诊医生对病人病情有疑问或诊断为病情较重较急,则将病人收入住院病房或者转送急诊。

2. **门诊接待的礼仪**　病人往往将门诊的服务质量与医院的服务质量相挂钩,这时候作为门诊护士更应当体现出爱心、耐心与细心。病人往往因为担心健康问题而感到比较焦虑,缺乏安全感,这时候护士给以亲切的语言服务,能够使病人感到莫大的安慰,例如,病人来到预检分诊处时,护士以热情亲切的语言问道:"请问您哪里不舒服?"预检分诊结束后告知病人等待的位置,并以得体的手势引导病人来到等候区,告知病人耐心等待,同时递上一杯热水或者一本健康宣传材料,这会让病人的情绪得到缓解,同时也让病人感受到了医院高质量的服务,为个人为医院取得了良好的第一印象。

病人第一次来医院就诊,对于健康的担忧使他们往往非常的敏感,他们会特别注意医护人员的表情、眼神的变化,在这个时候,医护人员应当注意语言、表情、眼神、动作的协调一致,切不可露出惊讶、冷漠、责备等不恰当的眼神,以免给病人造成不良的暗示效果。(图5-5)

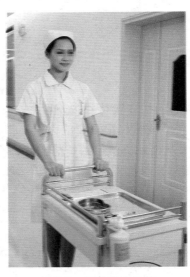

图5-5　门诊仪表礼仪

(二)急诊护士的接待礼仪

1. **急诊的特点**　急诊科室接收的往往是症状较急,病人家属情绪都比较焦虑,甚至焦躁的一个特殊群体,由于疾病的威胁,他们往往会将希望完全寄托于医护人员的身上。急诊病人的病情变化特点决定了作为一名急诊科的护士要具备过硬的专业素质、良好的心理素质、冷静果断的工作方式,更要有良好的礼仪沟通能力,这样才能在急诊工作中做到高质量服务。

ER-5-2　门诊护士
礼仪(视频)

2. **急诊的接待礼仪**

(1)抓住时机,安抚情绪:短时间内言简意赅的将病人的病情告知家属,急诊病情急变化快,医护人员在急救的过程中要做到急而不慌,忙而不乱,以免造成更加紧张的气氛增加病人家属的压力。

（2）及时沟通,注意形式:急救中及时与病人家属沟通,注意语气、表情,不可过于夸张或者急促,适当地进行安慰,讲清利弊,争取时间,抢救病人,要体现医护人员的关爱之情,增强病人以及病人家属的安全感和信任感。

（3）急而不慌,忙而不乱:急救工作的整个过程是紧张且进度较快的,但是不能因为忙乱而失了礼节,越是这个时候,越应该对病人以及家属注意态度温和,礼貌有加,尽量消除因为疾病的威胁而对病人造成的恐惧感。

（4）团结协作,文明礼貌:急诊的救护需要药房、检验、放射等多个科室通力配合,在与其他科室交涉的时候,应注意同事间的文明礼貌,做到互相理解,互相配合,不因为急躁的情绪或是不当的言语伤害了同事感情。（急诊科护士见图2-4左图）

（三）病房护士的接待礼仪

1. **病房特点** 病人来到医院住院治疗疾病,会因健康受到威胁、环境比较陌生而感到恐惧、焦虑。护士要和蔼亲切的与病人打招呼:"您好,我们接到住院处通知了,来我帮您拿东西,好吗?"并且要主动自我介绍并询问有什么事情需要帮忙:"您还有什么事需要我帮助吗?"（图5-6）

2. **病房接待礼仪** 护士应当主动引导病人进入病房说:"请跟我走,这边,这是你的病房"并将病房环境,公共设施,注意事项等做一个简单的介绍,这样会使病人就会感觉受到重视,这样可以增加病人的安全感和归属感。护士引导病人前行的时候,要注意姿态的运用,得体优雅的姿态也是第一印象的重要组成部分,同时在行走、交流的过程中要注意观察病人病情,收集健康评估的一手资料,切忌只顾自己往前走,把病人甩身后不管不顾。

病房护士在进行护理操作前,要有一个操作前的解释,在操作中护理人员应注意病人隐私的保护,如:会阴护理的时候要拉好窗帘,遮挡屏风,并取得病人的配合。护理操作中注意接待礼仪是对病人的尊重,也体现了人文关怀素养。护士在接待病人期间手机调到静音状态,以免手机鸣响的时候分散病人以及医护人员的注意力,如果有来电应该由别人代接或者挂断不接,继续为病人完成护理操作,这会让病人感到,他是最重要的,有利于病人良好情绪的建立。

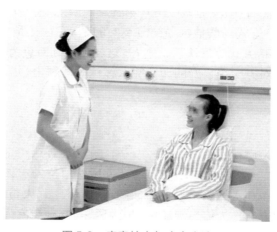

图5-6 病房护士与病人交流

二、护士拜访做客礼仪

病人康复出院后，医护人员会留有病人的基本资料，比如：电话，家庭住址，病人疾病情况等，根据情况，医院会派出相关的医护人员到病人家内去了解病人现在的健康状态，做健康教育等工作。随着现在社区医院普及，走入家庭去为病人做常规体检、健康指导越来越普遍，作为护理人员，要很好的掌握拜访做客的礼仪，将护理服务的名片送到病人心中。

护士拜访做客的时候应注意以下几点：

1. **提前预约**　与病人或者病人家属约定具体的时间，时间定下来后，尽量不要更改，如果因为医护人员的原因更改了时间，要及时通知病人及其家属并表达歉意。预约的时间要避开对方吃饭、休息的时间，太早或者太晚都会给病人及病人家属带来不便，也是极其不礼貌的行为。

2. **礼貌有加**　到达病人家后，要讲究敲门的礼貌礼节。示指敲门，力度适中，有序地敲三下，等待回音，如果没有回应声，可稍加力度，再敲三下，如果有回应声，侧身立于门右侧，待门开时再向前。进屋后主动礼貌介绍自己，并简要说明来意，主人还没有坐下，自己不能先坐。主人让座后，要感谢，坐姿应规范，不能太随意。

3. **语言文明**　举止讲求礼节礼貌，谈话时间不宜过长，做完相应的护理后，告辞时，要向主人表示"感谢配合""打扰"之意。出门后，主动伸手与主人握手道别，并示意主人请留步。

第三节　护士通讯联络礼仪

◎ 案例

护士小张刚刚从护士学校毕业，来到医院工作，在科室内接听科室电话总是有些慌乱，不知道该说什么，该做什么，为这些问题，小张很是郁闷。

◎ 请问

1. 小张是哪里出了问题？

2. 如果你们是同事，你应该如何帮助小张呢？

随着社会信息化时代的发展，通讯联络基本普及，电话、网络更是成为了工作中不可或缺的信息载体，这些联络方式与其他沟通交流不同的是，它往往是"未见其人，先闻其声"，人们通过声音、语气、说话方式等去认识一个人，这就使得判断更为主观化。怎样才能在这种虚拟的信息载体下给对方一个良好的印象呢？在这个问题上，通讯联络的礼仪显得更加的重要。

一、电话通讯礼仪

电话被现代人公认为便利的通讯工具，在日常工作中，使用电话的语言很关键，能真实地体现出个人的素质、待人接物的态度以及通话人所在单位的整体水平。特别是医院内，病人会通过电话咨询医院相关人员一些健康问题，而科室工作人员也会使用到电话与其他科室保持工作联系。护士站作为护患沟通、医护沟通、与其他科室人员沟通的中心，更应该遵守电话礼仪，维护职业形象。

（一）拨打电话的礼仪

拨打电话时，发起的一方称为发话人或发起者。在整个通话中，发话人处于支配地位，要塑造良好的电话形象，并且准确无误的传递信息，需要注意以下几点：

1. 时间恰当　拨打电话最好是双方预约好的时间，尽量不要占用对方休息的时间，比如用餐时间、午休时间、早七点之前以及晚上睡觉时间。公事电话最好在工作时间，不要占用私人时间，尤其是节假日；私人电话应避开对方公务繁忙的时候；拨打海外电话要考虑时差问题。

2. 内容简练　拨打电话前要做好充分的准备，最好把通话内容做好提纲，可避免在谈话时出现遗漏或缺少条理等问题。通话内容简洁精炼，力求遵守"三分钟原则"，即拨打电话者有意识地、自觉地将通话时长控制在三分钟之内。所要传达的信息表述完毕之后，应由发话人果断的终止通话。

3. 文明礼貌　电话接通后，先以"您好"开头，"请"字不离，"谢谢、再见"结尾，首先自报家门，以便对方明确发话人是谁。语气要和蔼，态度要文雅，音量要适中，吐字要清晰，语速及语调也要注意。如讲到时间、地点、日期及数字等内容时，为保障正确，要和对方进行确认。不可边打电话边吃东西，也不可将话筒夹在脖子下。拨错电话时，要表示歉意，不可一言不发或突然挂断电话。

4. 中断回拨　电话突然中断时，应由发话人立即回拨，接通后应向对方稍作解释，避免误会或疑问。

（二）接听电话的礼仪

1. 接听及时　接听电话礼仪讲究"响铃不过三"的原则，即接听电话要在响铃超过三遍之前接起电话，如响铃超过四遍，接起电话时应当先道歉："对不起，让您久等了。"时间过长接听电话是一种不礼貌的做法。

2. 确认对方　接听电话时要先自我介绍，如："您好，这里是外科病房，请问您找哪位？"对方打来电话，一般都会介绍自己，如果没有介绍或者没有听清，应主动询问。

3. 应对谦和　接听电话时，要保持微笑，笑容可以通过话筒传递到对方身边，让人感到温暖；在通话时应及时给予反馈，让对方知道你在认真听。要保持话筒与嘴部在 3cm 的距离，耳朵要贴近听筒，仔细倾听对方讲话。结束通话时要轻轻放下话筒，切不可用蛮力扔回或发出响亮的声音。接到打错的电话，应当及时告知，口气要和善，不要冲撞，更不能表现出恼怒之意。

4. 做好记录　代转电话时要注意询问对方姓名、单位名称，以便转接电话时为受话人提供便利；代接电话时要及时做好记录，对于关键信息做好核实。

（三）移动电话礼仪

随着通讯科技的飞速发展，移动电话即手机越来越普及。作为现代重要的移动通讯工具之一，手机具有使用方便快捷的特点，它不仅加快了现代人的生活节奏，也提高了工作效率。然而，不管在社交场合还是工作场合，人们随心所欲地使用手机已经成为现代礼仪的威胁之一。我们在享受现代移动通讯工具带来的便捷的同时，不能忽略使用礼仪。为避免影响他人，或违背社会公德，使用手机必须遵守以下礼仪要求。

1. 遵守公共道德

（1）在公共场合拨打手机时，要注意控制音量，不要干扰周围的人。在会议厅、音乐厅、影剧院、图书馆等安静的公共场合，应将手机关闭或调至静音状态，避免接听。在商店、娱乐场所等人多嘈杂的地方，可以适当提高音量，但接听时不能对着手机大喊大叫。在病房，护士工作时间应自觉将手机调整到震动状态。

（2）在工作岗位，如需接听手机，应另找一个僻静的地方通话。注意不让自己的手机使用妨碍工作，妨碍他人。

2. 注意安全

（1）不要在医院的急危重症病房、手术室等处使用手机，以免手机发出的信号影响仪器的正常工作；不可在加油站接打手机，以免引发火灾、爆炸等。

（2）乘坐飞机时，应自觉关闭手机，以免干扰电子讯号，影响飞行安全。

（3）不可边驾驶车辆边接打手机、接发短信等，以防发生交通事故。

3. 尊重隐私　个人的通讯自由和隐私权受到法律的保护。手机号码属于个人所有，如本人不愿意可不告诉他人，不应随便打探他人的手机号码，更不应随意传播他人手机号码。同时，为了防止手机被盗或个人信息泄露，不要随便借用他人手机或出借个人手机。

二、网络通讯礼仪

随着信息技术的不断发展以及电脑应用的普及，网络已经逐步成为人们在交往和应酬中普遍使用的一种高效快捷的交流及办公工具。在互联网虚拟世界中，网络用语也同样有一套不成文的规定及礼仪，供互联网使用者遵守。护理人员不论在学习、工作还是在生活中使用网络用语时，都要遵守网络礼仪。

（一）网络通讯礼仪基本原则

1. 尊重对方　互联网给予来自五湖四海的人们一个共同的地方聚集，这是高科技的优点，但往往也使得我们面对着电脑荧屏时，忘了我们是在跟其他人打交道，我们的行为也因此容易变得更粗劣和无礼。因此，在使用互联网进行沟通交流时，要尊重网络另一端的沟通对象，不可嘲讽、谩骂、侮辱对方。

2. 谨言慎行　在现实生活中，我们绝大多数人都是遵纪守法、讲究道理的，同样，在互联网上也理应如此。网上的道德和法律与现实生活是相同的，不要以为在网上就可以降低道德标准。不能登陆色情、反动网站；不能利用互联网实施盗窃、伤害他人、窥探他人隐私；不能使用盗版互联网软件。

3. 宽容待人　在网上进行交流时，要时刻严于律己、宽以待人。如果涉及不同的观点，要注意心平气和的讨论，要以理服人，不要进行人身攻击。当发现别人的错误、低级的问题及无用的长篇大论时，不要在意。如果你真的想给别人建议，最好用电子邮件私下提议。

4. 确保安全　在使用网络工作或学习时，要注意严格保守机密。不可将个人云盘、邮箱等账号密码随意泄露给他人，对于重要资料采取保密措施，在使用网络时要防止"黑客"入侵，以免机密资料外泄，更不可随意传播或泄露他人机密文件。

（二）护士网络通讯礼仪规范

1. 电子邮件　电子邮件又称电子信函，即通常所说的E-mail。是利用互联网络系统，向交往对象发出的电子信件。随着现代信息技术的发展以及无纸化办公的提倡，电子邮件得到了越来越广泛的使用。其规范如下：

重点考点：
电子邮件礼仪

（1）主题明确：电子邮件的主题要提纲挈领，概括一篇邮件的主要内容，便于收件人权衡邮件的轻重缓急,分别处理。一个电子邮件一般只有一个主题,语句精炼,不可冗长,更不可空白标题。

(2)正文要求:电子邮件为了方便阅读,文字要流畅,内容应当简明扼要,用语文明。称呼恰当,可以按照职务尊称对方,不清楚职务时可按"某先生"、"某女士"称呼收件人。邮件发送之前,务必仔细阅读检查,尽可能避免错别字或拼写错误。对于重要信息可以使用大写字母、加大字号、颜色字体、粗体斜体等方式进行提示,不可通篇使用大写字母或加粗字体。

(3)结尾签名:签名可涉及姓名、职务、电话、地址等信息,行数不宜过多。对内、对私以及熟悉的人,签名档可适当简化。可设置多个签名档,根据发送邮件对象随时调用。

(4)添加附件:添加附件时,要在正文里提示收件人查看。附件应做好命名,附件数目较多时可打包发送。

(5)回复邮件:当收到他人重要邮件时,最好在收到邮件后两小时内做出回复。如果事情繁多,无法及时回复时,也应该及时解释,不要让对方苦等。当回复邮件答复问题时,最好把相关问题抄到邮件中再附上答案。

2.聊天工具 现今社会通讯技术发展日新月异,微信、QQ、飞信和手机短信等成为人们沟通信息、联络情感、处理公务的重要形式。在使用这些工具时,有信必回成为最基本的礼节。回复要及时,不可拖延,有信不回是非常失礼的表现。回复时要语言文明,内容简洁,重点突出。此外,以上现代化的聊天工具沟通,有其独特的语言符号系统,要适当了解并谨慎使用,以免因对方不解而导致沟通障碍。

本 章 小 结

护士在工作中会与不同的人员交往,创建文明和谐的沟通桥梁是非常有必要的,沟通礼仪是指护士在护理工作中应遵循的行为准则,在临床的工作中以良好的语言接待病人为病人服务,是每一个护士应具备的职业素质,护士的言行可以让护士展现出秀外慧中的形象,沟通礼仪可从护士的各个语言举止表现出来,其中包括本章所讲到的称谓、不同科室的沟通等,这些代表了护士的职业素养美,是职业行为素质的内容之一。护理的沟通礼仪是护患之间、医护之间、同事之间相互沟通的桥梁,有助于给人留下美好的护士职业形象。

▶▶ ER-5-3 目标测试

(刘文利 李 青 李 莉 张 晓)

第六章 | 实现护生到护士的完美蜕变

ER-6-1　实现护生
到护士的完美蜕变
（课件）

1. 掌握护生在实习工作中的护理礼仪与沟通规范。
2. 熟悉护生在实习的岗前准备工作；护生在求职面试时的礼仪与沟通要求。
3. 了解护生实习前的角色转变方式。
4. 学会在临床工作中准确运用护理礼仪与沟通方式建立和谐的人际关系。
5. 具有良好的护士职业素养和应变能力。

第一节　护生实习前的角色转变方式

◎ 案例

护生小王性格内向，不善言谈，进入医院实习刚满一个月，即将结束急诊科的实习任务。在这一个月时间里，没了父母的帮助，小王的生活陷入混乱状态。工作中，遇到困难不懂得求助，遇到委屈不知道倾诉，心理压力越来越大，精神状态越发不振，对工作产生了较大的排斥情绪。

◎ 请问

1. 护生小王出现了什么问题？
2. 为什么小王会在实习初期出现这些问题？
3. 护生应怎样做才能避免这些问题的发生？

一、增强护生职业意识

在学生时期，象牙塔般的生活让护生享受着家人的呵护和老师的爱护，很少经历失败和挫折。而当护生步入实习岗位，进入截然不同的生活和工作状态，面对实实在在的病患，在经历角色转变过程中，通常会表现出四种心理特征：第一

重点考点：

增强护生职业意识

是紧张怯懦心理；第二是消极依赖心理；第三是自满懈怠心理；第四则是厌倦焦虑心理。要克服这些负面心理的影响，护生需要明确角色认知与定位，增强自身的职业意识。

（一）做好自我评估

护生要具有正确评价自己的能力，对自己的优劣势与优缺点要有一个准确的认识，明确目标并付诸于努力。在实践中能够不断进行自我剖析，勇于自省，了解自己的进步程度，更好地适应周围的环境，力争养成好学进取的习惯并使之内化成自然，这也是迈向成功的必备条件。通过临床实习中的各种职业化培训与实操锻炼，极大地丰富和充实护生的人生阅历、人格魅力，培养和增强护生的职业意识与职业素养。

（二）保持良好心态

走出象牙塔，护生的生活环境会发生很大的改变，交往对象变得复杂多样，美好的理想可能会遭遇现实的残酷打击。护生要培养积极乐观、开拓进取的人生态度，使自己保持良好的心态，勇于面对各种困难和挑战，让自己不断成长与进步。在努力完成实习任务的同时，用自己的实际行动赢得病人和家属、同事和领导的好评，为自己求职择业打好基础。

（三）转换角色定位

护生进入实习岗位后，需要及时转换自己的角色定位，要明确自己已不再是一名学生，而是一名准护士了，要将多年所学知识与技能以及在校积淀的礼仪修养切实付诸于实践，服务于病人。面对同事，实习护生不仅是继续汲取专业知识和技能的学生，同时也是走向新职业、走向新生活的新同事；面对医生，实习护生是治病救人的新的合作伙伴；面对病人，实习护生又转变为可信赖的白衣天使；面对护工，实习护生则是经过系统理论知识学习的指导者。对于医院来说，实习护生是"留学"的客人，而对于病人来说，实习护生又是代表着医学、护理科学的主人。有了这样的角色认知，实习护生才能获得医院的认可，也才能赢得病人的信赖、尊重与配合。

（四）增强责任意识

实习护生必须深刻意识到自己的仪容仪表、言谈举止、行为方式等都关系到自己的职业素养、关系到医院的声誉、关系到护理服务质量以及病人的生命健康安全。在工作中，护生要认真履行自己的职责，做到敬业爱岗、虚心好学、严格自律、严谨慎独，尽快投入到职业角色当中，为顺利完成实习工作，从护生过渡为一名合格护士打好基础。

二、塑造护生职业形象

如果说在校期间的护生形象是含苞待放的花蕾，那么临床实习则是护生职业形象绚丽绽放的过程。进入实习岗位后，护生要完成由学生到护士的角色转变，塑造良好的护士职业形象。由于职业的特殊性，对护士的仪容仪表有着特定的要求。实习护生作为转型期护士，需要按照医院要求让仪容仪表职业化。

（一）仪容修饰职业化

实习护生的发饰、面部表情及妆容、手臂的修饰都要合乎护理礼仪规范。护士被誉为"白衣天使"，天使的形象是美好、圣洁、仁爱的象征，尽管护理工作忙碌且繁琐，但每一位护士在工作岗位上都要呈现出明朗、端庄、健康的妆容，为病人带来更多正能量。一个关爱的眼神、一个真诚的微笑，都可以帮助新入院病人消除陌生紧张感，使久病卧床病人消除孤独焦虑感。

（二）服饰穿着职业化

实习护生燕帽、圆帽的佩戴，护士服及特殊工作服饰的穿着要做到整洁、得体、规范，按照医院要求佩戴好护士表和工作牌。实习护生要用职业化的形象为病人带来安全感和信任感，展现出医院规范化的管理模式。

三、规范护生职业行为

护士的职业行为是护士在工作中受思想意识支配而表现出的肢体行为活动。护士的职业行为是展示其职业能力与职业素养的一种外在形态。护士工作中的行为举止会直接影响到病人对护士的信赖与疾病治疗的信心。所以护生在实习过程中要保持规范优雅的行为举止，做到严谨、慎独，切忌工作中举止轻浮、随意，尤其是在与异性病人接触时更应严格要求，尊重社会习俗，这样才能使病人感到可亲可信并与病人建立良好的人际关系。

四、提高护生沟通能力

护生的沟通、交往能力是衡量综合素质的重要方面。在临床实习中，护生要着力培养自身的语言表达及沟通交往能力，逐渐掌握护患沟通交往技巧。在工作中可能会遇到各种性格和不同文化水平的病人，在与他们沟通交流时都要做到"请"字当先，"谢"不离口，主动与病人交谈并给予帮助。如在护理操作过程中要主动向病人介绍护理操作的目的、需要病人怎样配合、操作后应注意的事项等，使病人做到心中有数。面对有问题的病人，不要回避和敷衍，表现出不耐烦的态度，要遵守护理工作的首问责任制，耐心向病人解答，要尽量满足病人所提出的合理性要求。如果在工作中出现操作失误，要立即请求老师或同事帮助，并对病人说声"对不起"，同时要注意观察、揣摩老师的操作技巧，做到虚心学习，用心领会，积极锻炼。

第二节　护生实习的岗前准备

◎ **案例**

护生小青进入某三甲医院实习，在校期间，小青学习成绩比较优秀，但上岗后发现，学过的理论知识和操作技能与临床实践有不少的差异，医院的要求与学校的教学也存在很多不同方面。面对真正的病人，小青临床操作紧张异常，很不自信，有些手忙脚乱，屡遭老师批评。原本性格活泼的她经常会出现紧张焦虑的情绪。

◎ **请问**

1. 小青为什么会在实习工作中出现这些问题？

2. 护生在实习前应做好哪些准备才能避免出现这些问题？

一、强化巩固专业知识与技能

临床实习是将护生在学校所学的理论知识与操作技能应用于临床实践的重要过程。护生在学校所接受的教育与临床的实际需求会存在一定差距，在真正的病人面前，护生往往会将所学知识生搬硬套，不懂得灵活运用。面对病人的

重点考点：
强化巩固专业知识与技能

咨询与质疑、病情的变化、设备的更新、经验的匮乏等问题时，会让护生感到紧张慌乱、不知所措。"书到用时方恨少"，只有接受实践检验后，护生才会对自身的知识储备做出准确判断，认识到自身能力与现实需要存在多少差距。为减少实习中出现的这些问题，护生必须要做好实习前知识和技能的强化训练。

（一）复习巩固理论知识

护生在实习前要做好充分的知识储备，在加强专业理论知识学习的同时，要学会融会贯通，将各学科的专业基础知识有效结合，系统整理，对于常见疾病的临床表现、护理方式、常用药物及不良反应等问题要熟练掌握。只有理论知识扎实，才能更好地指导临床实践，帮助护生建立自信。护生要以专业知识学习者而非普通工作者的身份投入到临床实习工作中，根据实际需要，灵活运用所学知识，及时补充、优化知识结构，适应临床需要。

（二）强化训练专业技能

基础护理操作技能是护生必须具备的基本工作能力，是临床护理工作中为满足病人生理、心理和治疗需求的必备技能。因此，护生在实习前要将所学的每一项操作反复练习，熟能生巧，只有做到熟练操作、应用自如，在面对真正的病人时才能做到镇定自若，减少失误。

（三）搜集整理临床案例

在实习前，为了提高分析解决问题的能力，护生可将教师所讲、教材所列以及网络搜集等方式获取的临床案例进行整理，通过小组讨论、情境模拟等方式对案例进行分析总结，了解实习过程中可能出现的问题及应对措施等，提高护生的实习质量。

二、创设积极健康的心理环境

进入实习岗位后，护生的心理会随着现实发生变化，因为实际的工作状态与原来想象中的工作状态是有差别的，护生需要对自己的选择做出进一步的了解、评定，明确自己的职业发展方向。首先，护生需要对自己的智力、性格、能力等有一个准确的了解，并积极进行自我教育，把握和适应周围的人与环境。其次，护生需要对护士职业进行更全面的了解，去学习护士的权利、义务和规范，培养护士职业知觉、情感和态度。逐步培养岗位认同感，更积极地投入到护理工作中去。再次，护生需要培养坚强的意志去克服职业适应过程中可能会出现的不良情绪。

（一）积极面对现实落差

在校学习期间，每次配合护生完成操作练习的都是没有情感知觉的人体模型，即使操作失误也不会受到质疑和指责。但进入实习岗位后，护生的护理服务对象都变成真实的病人，每一次操作都需要为病人的生命健康安全负责，当自己的失误引起病人和家属的不满和指责时，护生容易紧张慌乱，如果处理措施不当就会导致护患关系紧张，影响护生的心理状态。此外，护理工作琐碎繁重，工作节奏加快，原有作息习惯被打乱，纪律要求更加严格，这些现实会将护生对职业的美好憧憬一点点击碎，使其产生失落感和厌倦感。

因此，护生在实习前要充分调整好心态，学会辩证地看待困难，理性地解决问题。变在学校时"要我学"的被动接受方式为工作后的"我要学"的主动学习行为，自觉主动地接受新事物、新知识，增强沟通交往能力，积极乐观地面对理想与现实间的落差。

（二）勇敢面对困难挑战

护生在学校遇到困难时可以请求家长和老师的指导与帮助，而工作后遇到困难，更多的需要独立面对。在学校接触的交往对象主要是老师和同学，接触人群比较单一，人际关系处理相对较简单。而进入实习岗位之后，环境的陌生、人员的复杂、护理工作的生疏等，都会使护生产生负面情绪。特别是当遇到突发情况时，由于缺少应急经验，护生会更加慌张，大脑往往会失去正常的思考能力，出现丢三落四、手足无措的慌乱行为。

因此，作为实习护生要注重培养自身良好的情绪控制与调节能力，可以运用心理学中的注意转移、行动转移、意识调节、语言调节、压力释放等方法来进行情绪的控制和调整。如遇手足无措的情况时可以自己做心理暗示，有意识的放慢节奏，暗示自己"不要慌"，动作和语言的暗示会使自己镇静下来，大脑也会恢复正常的思考，从而能够冷静处理自己所面临的问题。当自身的负面情绪无法排解时，不妨找一位好友倾诉一番，或将注意力转移，全身心投入到工作中，虚心向带教老师讨教良策。

三、增强自我管理与适应能力

护生自我管理及适应能力直接影响着护生的实习质量、对岗位的适应效果，以及今后的职业导向。由于现在的护生多是独生子女，在学校期间会表现出独立性差、依赖性强、自我管理能力差、"自我"意识强等问题。临床工作中常表现出忍耐性差，怕脏、怕累、怕吃苦；个性较强，仪容仪表张扬且我行我素；对待病人态度冷漠，语言生硬，不会沟通；缺乏自信，主动性差，工作中表现拘谨且无所适从；纪律性差，上班迟到、早退、脱岗、私自调班，工作中沉迷手机网络，闲散懈怠。这些问题严重影响了护生的工作效率与实习质量，甚至会影响他们的就业前景。

因此，在上岗前，每个护生都要根据岗位要求，充分认识到自身知识、能力与素质的欠缺之处，确立一个自我管理与提高的目标，使自己尽快完成从"学校人"到"社会人"的角色转变，以更好地适应职业的需要。

四、提高自身法律意识

（一）学习法律法规，明确权利义务

护生在进入实习岗位之前，一定要学习相关法律法规，如《护士法》、《医疗事故处理条例》等，了解护士和病人分别享有的权利和应承担的义务，明确自己的法定职责范围。对于病人来说，知情权、人格尊重权、选择权、安全权、隐私权、获得权和投诉权是其主要权利，不可随意侵犯。对于护生来说，在实习期间不可擅自进行护理操作，只有在考取执业资格证书后，才有进行临床护理工作的权利。而在实习期间，护生只能在职业护士的严密监督和指导下来为病人实施具体的护理服务工作。如果在执业护士的指导下，实习护生因操作不当而对病人的生命健康安全造成损害，是可以不负法律责任的。但如果未经带教护士批准，实习护生擅自独立地进行护理操作，而对病人的合法权益造成侵害时，就一定要承担法律责任，病人也有权利要求经济赔偿。

（二）规范护理行为，维护病人权利

1. 尊重病人的隐私权

（1）保护病人隐私部位：由于工作的特殊性，护士要经常进行针对病人隐私部位的护理操作，如导尿术、灌肠术、肌内注射等，如若不注意环境的隐蔽，很容易暴露病人的隐私部位，对病人造成心理伤害。因此，实习护生在执行操作时，一

重点考点：
规范护理行为，维护病人权利

定要减少病人隐私部位的暴露，做好遮挡与保护。

（2）保护病人信息安全：在非治疗护理区域随意传阅病人病历，将病人病情作为闲聊话题，向他人随意泄露病人信息，在实习作业中出现病人的真实姓名、住院信息等行为都属于侵权行为。因此，实习护生要维护好病人的信息安全，做好保密工作，赢得病人的信任与支持。

2. 维护病人的安全权　护士在护理工作中，因操作不当或工作失误造成对病人健康的损害甚至导致病人死亡，这是对病人的生命健康权的严重侵犯。因此，对于刚刚步入工作岗位的实习护生来说，更应该谨言慎行、主动学习、虚心求教、积极锻炼，真正承担起治病救人，维护病人生命健康安全的重任。

3. 临床教学中维护病人隐私　与学校课堂教学不同的是，在临床护理教学中，带教老师通常会采用观察病人病变部位等方式对实习护生进行实地指导教学。因此，这种教学模式在满足教学需要的同时，必须要考虑病人的感受，需要事先与病人及家属沟通好，以防侵权问题的发生。

护生要明确，在实习期间出现的任何医疗差错或事故，不仅实习护生本人要负法律责任，其带教老师甚至医院都要承担相应的责任。所以，护生需要培养诚实的品格，在实习工作中一旦出现差错，要立即报告带教老师，以便及时作出处理，切忌隐瞒或私自处理。此外，护生还需培养证据意识，护理文件记录要及时准确且客观真实。要养成依法办事的职业行为习惯，为今后职业生涯奠定法律基础。

五、熟悉医院环境与制度

（一）尽快熟悉实习医院环境

从学校到医院，护生要完成由在校学生到临床护士角色的转变。由于对实习医院的工作性质、特点和环境不了解，护生可能会产生紧张、自卑、焦虑、不自信的心理。所以在上岗前，护生要尽快主动熟悉将要工作的场所、环境，使自己减少对实习医院的陌生感。每转换一个科室，护生都要先了解本科室的病房环境，如护士站、医生办公室、治疗室、抢救室、换药室等一些工作场所的位置、物品摆放；水房、卫生间、更衣间、休息室等辅助间的设施；本科室的其他医护人员以及带教老师的姓名；本科室的病房号、床号、病员情况；医院内辅助科室的具体位置；实习医院的各种规章制度、科室病区的分布等，使自己能够尽快适应新的工作环境，避免把因环境的陌生产生的不良情绪带到临床实习工作中。

（二）尽快熟悉实习医院规章制度

护生进入实习医院要认真参加医院的岗前培训，了解医院各项规章制度，服从医院的工作安排、科室分配。正式上岗后，护生要严格遵守该医院的各项规章制度，每一项护理操作按照医院的具体要求执行，要根据临床需要灵活变通，避免教条主义。如护理操作中的三查七对制度，护生在护理操作中要认真核对病人信息，确保操作的安全性，避免和杜绝医疗事故的发生。实习护生要严格遵守医院对其制定的劳动纪律，要做到不迟到、不早退、不随便请假及擅自离岗等，如遇生病、有事或其他特殊情况，要及时向实习组长、带教老师、护士长说明原由并正常办理请假手续，按学校与医院要求开具相关证明，交与所实习科室的护士长后上报至护理部，给予批准后方可离岗。如遇特殊情况需请求上级帮助时，要及时报告带教老师或医院相关领导。

第三节　护生实习工作中的礼仪与沟通

一、建立和谐的人际关系

护理工作中，护士的人际关系主要指和护理发生直接联系的人与人之间的交往的关系。护生在实习工作中建立起和谐的人际关系，可以形成良好的工作氛围，有助于提高工作效率。下面主要介绍护士和病人、病人家属及医务人员之间的关系。

（一）护士与病人之间的关系沟通

护患之间的关系是从病人入院或护士接触病人开始，至病人出院或因健康恢复与护患结束关系为止，是一个动态发展的过程。一般可分为三个阶段：

> **重点考点：**
> 护士与病人之间的关系沟通

1. 初始期　此期是建立良好护患关系的关键时期。在护士和病人一见面就开始了，在此阶段主要是护患双方彼此熟悉并建立信任关系，这时的病人很注意自己的行为并对护士进行考查，看能否对护士建立信任感，以决定以后在多大程度上依靠这位护士。护士在这阶段主要是收集资料、了解病人的情况、书写护理病历、发现问题、制订护理计划。为建立信任关系，护士应注意诚恳待人、给人以温暖、善解人意的印象。敏感而准确地把握病人的需要，让病人了解和信任自己，为护理工作的顺利开展奠定良好的基础。

2. 工作期　这是护患关系最重要的阶段，即护士完成各项护理任务、病人接受护理最主要的阶段。在信任的基础上，用具体行动来帮助病人解决问题，要注意的是，没有信任的行动会造成病人的被迫感而影响护理效果。护士要以高尚的医德、精湛的护理技术、热情耐心的服务态度，真诚地关心病人，尊重病人，尽力满足病人的合理要求，赢得病人的信任，并从为病人提供护理服务的过程中熟悉、了解病人，随时与病人沟通，取得病人的密切配合，逐步形成良好的护患关系。总之，此期的护患关系对病人健康的恢复关系甚大，必须特别重视。

3. 终末期　终末期是说再见的时期，应尽可能在完全结束护患关系之前就考虑到护患关系结束后可能发生的问题，以便做好必要的准备，比如怎样进行健康宣教，出院后应注意事项，并应征求病人的意见，以便今后改进工作。此期常以病人出院而结束。这一阶段一般是护患关系最融洽、最和谐的阶段，即使那些曾经的不愉快也烟消云散。

（二）护士与病人亲属间的关系沟通

在护理工作涉及的众多关系中，最容易被忽视的是护士与病人亲属的关系。病人亲属是护士沟通和联络与病人感情、调整护患关系的纽带，护士与病人亲属的关系是护患关系的补充。在护理实践中，护士与病人亲属之间的良好关系在提高护理效果和促进病人康复中起着非常重要的作用。

护士与病人家属建立良好的关系并进行有效沟通，是为了指导病人家属很好地承担自己的角色责任，支持与配合护士为病人提供良好的护理，帮助病人早日康复。护士在与病人家属建立和发展良好关系中发挥着主导性作用。

1. 热情的接待者　热情接待病人亲属的探访，及时向家属介绍病人的病情诊断及预后，使他们对病人的情况心中有底，便于做好各种安排。

2．细心的协调者　应做好家属的思想工作，使他们对疾病有正确的认识，以便共同稳定病人的情绪，积极配合治疗护理。对于家庭关系不和的家属，应提醒他们关心病人的重要性。

3．热心的帮助者　对年幼、年老、残疾病人的家属，应指导家属协助病人恢复自我照顾的能力，提供恰当的照顾，而不应完全由家属替代病人，以免影响病人健康重建。

4．耐心的解答者　倾听家属提出的合理要求，主动解答家属的疑点，创造条件和机会，满足家属更多的信息要求，减轻家属的心理负担。在友好、信任、和谐的气氛中共同参与病人的护理计划。

（三）护士与医生间的关系沟通

医疗和护理是两个不同的学科，有着各自独立的体系，但在临床医疗过程中两者是缺一不可的，在治疗疾病整个过程中发挥同等重要的作用，两者密不可分。只有医生和护士协同工作，才能满足病人各方面的要求，从而提高医疗水平，随着护理科学的发展，鉴于现代护理工作在临床工作中的地位和作用，应该建立一种"并列—互补"的新型医护关系。

1．把握角色、互相沟通　医生和护士虽然工作的服务对象、工作目的相同，但工作的侧重面和使用的技术手段不尽相同。医生主要的责任是做出正确的诊断和采取恰当的治疗手段。护士的责任是能动地执行医嘱、搞好躯体和心理护理，向病人解释医嘱的内容，取得病人及亲属的理解和合作，不盲目地执行医嘱。如果发现医嘱不当，应主动地向医生提出意见和建议，协助医生修改、调整不恰当的医嘱。

2．精诚合作、互相配合　医生和护士在医院为病人服务时，没有高低之分，只有分工不同。医生的正确诊断与护士的优质护理相配合是取得最佳医疗效果的保证。医护双方的关系是相互尊重、真诚合作的关系，而不是发号施令与机械执行的关系。

3．关心体贴、互相理解　医护双方要充分认识对方的角色功能，承认对方的独立性和重要性，彼此相互支持。一方面护士要尊重医生，主动协助医生，对医疗工作提出合理的意见和建议，认真执行医嘱。另一方面，医生也要理解护理人员的辛勤，尊重护理人员，重视护理人员所提供的病人情况，及时修正治疗方案。

4．坚持原则、互相监督　任何医疗差错都可能给病人及其亲属带来痛苦和灾难。因此，医护之间应当互相监督对方的医疗行为，以便防患未然，减少医疗差错的发生。在处理具体的医护关系时，只有遵循平等合作、互相配合、互相尊重的原则，才能建立互相协作、互相信任的新型、和谐医护关系，也只有这样，才能充分调动医生和护理人员的积极性，发挥现代医院的整体效应，提高医疗服务质量。

二、强化治疗性沟通的能力

随着医学模式的转变，沟通对生活工作的影响是广泛而深入的。特别是在护理过程中，从评估、计划、执行措施到评价都需要沟通。护理人员的沟通行为会对病人产生影响，因此每个护理人员，都应该对治疗性沟通有所认识，根据沟通的原则，恰当运用沟通技巧，将有助于搞好护患关系，提高护理质量。

（一）治疗性沟通与一般性沟通

治疗性沟通是一般性沟通在护理实践中的具体应用，信息发出者与接收者是护士和病人，而要沟通的事物是属于护理范畴以内的专业性事物（不仅限于在医院范围内的，可包括家庭和社区的所有与健康照顾有关的内容），并且治疗性沟通是有目的的，即为病人健康服务、满足病人需要。较好地运用沟通技巧能使我们与病人真诚交往及做好整体护理。由于这些具有服务精神的、和谐的、有目的的沟通行为可以起到治疗的作用,因而称之为治疗性沟通。每个专业护士必须有意识地、有计划地进行学习和运用。

(二)治疗性沟通的目的

1. 建立互相信任的、开放的良好护患关系,这是有效护理的根本保证。

2. 收集病人的有关资料,提供给病人必要的知识和教育。

3. 观察非语言性行为,如兴奋、激动、紧张、急躁、战栗等,以了解病人的情绪和态度。

4. 与病人共同讨论确定需要护理的问题。

5. 与病人合作,制定明确的目标、制订行之有效的计划,并通过共同努力达到预期的目标。

(三)治疗性沟通的原则

1. 目的性　通常是收集病人的资料以了解病人的问题所在和解决病人所存在的题,因而沟通内容具有很强的目的性。

2. 心理、社会原则　即应根据病人不同的年龄、职业、文化程度、社会角色等来选择不同交谈内容和运用不同沟通方式。

3. 关系原则　建立良好的护患关系对治疗性沟通很重要。

(四)特殊情况下的沟通技巧

1. 愤怒者　在病人生气发怒时,护士应首先证实病人是否在生气或愤怒,可问他:"看来您很不高兴,是吗?"然后可说"我能理解您的心情"以表示接受他的愤怒,其次是帮助病人分析发怒的原因,并规劝他做些可能的体力活动。最主要的是不能让病人的情绪影响你,应有效地处理病人的意见和要求,并重视他的需要。

2. 哭泣者　当病人哭泣时,应让他发泄而不要阻止他。哭泣有时是一种健康的和有用的反应,最好能让他在僻静的地方待一会儿(除非他愿意独自待着),可以轻轻地安抚他,片刻后给一块冷毛巾和一杯温饮料。在哭泣停止后,用倾听的技巧鼓励病人说出原因。

3. 抑郁者　抑郁的病人往往说话慢、反应少和不主动。由于他很难集中注意力,有悲观情绪,或者显得很疲乏,甚至有自杀想法,所以不容易进行交谈,护士应以亲切和蔼的态度提出一些简短的问题,并以实际行动使他感到有人关心他、照顾他。

4. 危重者　与病情严重的病人交谈应尽量简短,不要超过 10～15min,避免一些不必要的交谈。对无意识的病人,可持续用同一句话、同样的语调反复地与他说,这样他有可能听见。对这样的病人进行触摸可以是一种有效的沟通途径,但在触摸前应该告诉他,你要假设病人是能够听到的。注意应尽可能保持安静的环境。

5. 感觉缺陷者　对感觉有缺陷的病人,如对听力丧失的病人,要想到他听不到护士进病房时的动静,可轻轻地抚摸让他知道你的到来,在病人没见到你之前不要开始说话,应让病人很容易看到你的脸部和口形,并可用手势和脸部表情来辅助你的表达。可将声音略微提高,但不能喊叫,要有耐心,不能着急或发怒。对视力不佳的病人,在你走进或离开病房时都要告诉病人并通报你的名字,在接触盲人前要给以说明,并对发出的声响作解释,应避免或减少非语言性信息。要时刻想到为这些病人补偿一些可能因听不见或看不见遗漏的内容。

总之,沟通对护士来说是一种艺术,能使他和病人形成更有意义的相互作用。护士可以通过治疗性沟通的方法,去识别和满足病人的需要,因而是每一位护理人员都应学习和在护理实践中应用的。

三、不同护理工作岗位的礼仪与沟通

（一）门诊护理工作礼仪与沟通

门诊是一个医院的窗口，人流量密集，病种多样，而护士则是这个窗口形象的塑造者。门诊护士在与病人的交往中，应该举止文雅、稳重大方，谈吐礼貌、主动热情，面带微笑、自然适度，称呼得体、声音亲切，这一切都能够让病人倍感亲切。

1. 积极主动地接待每位来诊病人　门诊工作首先要突出一个"情"字，为病人提供温暖人心，体贴入微的服务。对于门诊病人而言，无论是老弱病残，还是急性病或者慢性病，他们都希望能得到医护人员关心和重视，希望得到理解，希望能得到医生及时准确的诊治，希望能得到护士无微不至的护理。尤其在候诊室等候的病人，容易情绪焦躁。门诊护士作为专业护士，应该体会到病人的心情，理解病人的心理。所以在接待每一位病人的时候，护士要主动和蔼地上前打招呼，询问是否需要帮助。合理的安排和维持就诊秩序，使病人感到在陌生的医院里，自己是受到尊重和重视的人。

2. 主动帮助病人熟悉医院环境　病人希望及时了解医院的环境布局、了解医院的医疗质量、了解医院的服务水平、了解将为自己诊治医生的技术能力、了解自己所关心的其他和疾病有关的问题。护士应该根据病人关心的问题向其解答疑问，包括介绍一些医院的专科特色，专家诊疗特长及出诊时间，以及宣传相关疾病的发病因素、预防知识和健康教育等，营造一个温馨和谐、互助有序的就诊环境。

3. 为病人引导方向并提供方便　病人从进入门诊开始就需要医护人员耐心地做好就医指引，帮助病人在最短的时间里完成就诊所需的各项程序并得到最好的医治。

4. 灿烂的微笑和得体的问候　微笑是世界上最美好的一种沟通。门诊护士作为医院的使者，又是病人进入门诊见到的第一人，要用最亲切的微笑面对每一位病人，使病人能够安心的就诊。

5. 对于特殊人群要灵活处置　对待门诊病人，护士应该主动的给予关爱，如危重病人、高龄老人、临产孕妇，还有驻地比较偏远的病人等，应该酌情简化就医程序并给以关照。但同时也要注意向其他病人做好解释，征得同意和理解。

6. 工作果断利落，态度和蔼可亲　门诊护士不仅要具备扎实的理论知识，还要有娴熟的护理技能和雷厉风行的工作作风，遇事需果断处理，不能拖泥带水。门诊护士的语言则应该是和蔼可亲、轻言细语。与病人交谈时，应该注意掌握语言的语气和语速，要把握节奏，张弛有度，声调和谐，措词恰当和富有情感。如"您好，请问我可以为您做些什么吗？""您好！您挂的号是哪个科的？""对不起，专家号已挂完，我给您推荐其他医生可以吗？""5层呼吸科请往这边走"、"候诊的病人同志们，这位小姑娘病情比较严重，大家能稍等一下，让这位小姑娘先看一下吗？谢谢大家！"门诊护士的言行，首先要体现出对病人的尊重、同情和爱护，要能够体现护士的热情主动和耐心周到。总而言之，对待门诊病人，护士在工作上要做到看病有人引、诊疗有人陪、配药有人拿、住院有人送，为每位病人送上一份热情、一声问候、一个微笑。

（二）急诊护理工作礼仪与沟通

急诊病人病情具有"急、危、重"三大特点，急诊医疗护理工作质量不仅关系到人民群众的生命安危，也是医院医疗管理技术和服务水平的集中反映。

1. 掌握急诊病人的心理　急诊病人的特点主要为起病急、病情重，会使病人心理上处

于高度应激状态，此时，如果护士能够对病人实施良好的心理护理，就有助于转危为安。因此，急诊护士应当掌握急诊病人与普通病人不同病情的特点和心理特征，以便更有效地开展救治工作。

2. 接待急诊病人的礼仪　针对急诊病人千差万别、复杂多变的心理状态和实际情况，要求急诊护士行动敏捷、技术熟练，具备良好的心理素质和行为习惯，有较强的应变能力，做到急而不慌、忙而不乱、争分夺秒、处理果断。

（1）安抚情绪、缓和气氛：急诊病人由于病情急、来势凶猛、缺乏心理准备，而表现出情绪紧张、惶恐不安。护士在紧张环境中有条不紊地开展救治工作，规范专业的操作、自然亲切的微笑，体贴关切的语言，将极大地影响病人和家属，使他们及早的消除紧张情绪，稳定病人的心态，激发病人追求美好生活的欲望。同时有利于进一步对疾病做出正确的处理。

（2）抓紧时机、果断处理：护士对病情有了详细的了解后，迅速对病人进行必要的救治处理。救治工作的方法要得当，决策要果断，措施要得力，充分体现护士处理问题的针对性、及时性，增强病人和家属对护士的信任感。

（3）急诊救护中的礼仪与沟通要求

1）抢救生命为首要任务：急危重病人就诊之后，护士应在第一时间备齐所需抢救物品，积极配合医生开展各项抢救措施，维持抢救现场秩序，抢救中做到头脑清楚、反应敏捷、稳中求快、快中求稳，以争取时间抢救生命为当务之急。

2）急救中做好安抚解释工作：突发急诊可能会使病人和家属的心理处于高度的紧张应激状态，护士要理解对方的心理，一边实施紧急抢救，一边与病人进行沟通，及时了解他们的需求。要因人因病给予不同的解释鼓励语言，对急性或痛苦的病人，言语要少，要深沉，适当增加非语言沟通；对于需要急诊手术的病人，要向家属说明手术的紧迫性和必要性，说明手术的目的、一般步骤及手术过程中可能出现的情况，增强病人和家属的信心。护士以精湛的护理技术和良好的沟通技巧来取得病人和家属的信任。同时还要注意，在需要进行暴露性操作的时候，要注意保护好病人的隐私部位。对清醒病人要进行解释和必要的遮挡。"现在需要灌肠，我来给您把裤子解下来，我会为您遮挡好，别紧张"。急诊护士在用语中应该注意简单明确，急不失礼。

3）护士要有严格的时间观念：抢救工作要求必须争分夺秒，一名优秀的急诊护士，平时就要培养雷厉风行的工作作风，操作敏捷规范，判断及时准确，处理问题果断利落，言谈到位，同时语气要温和婉转，才能在争分夺秒的抢救工作中发挥重要的作用。

4）及时有效的加强沟通：对急诊病人，要有同情关爱之心。如在抢救室，护士可以对病人说"我就在您身边，我会随时帮助您"、"不要紧张，来到医院，我们一定会尽全力来帮助您的。""别紧张，我们马上送您去检查室"、"您别着急，医生马上就到"。在抢救过程中，对一些病情稳定的病人，护士可以说"别紧张，您的生命体征已经平稳了，现在您需要好好休息，我会随时来看您的"。在留观病房，护士可以说"今天您气色好多了，真为您高兴。""这位先生，您的液体已经输上，请不要随意调节液体滴速，我会随时来看您，有哪儿不舒服请您随时和我联系，呼叫器就放在这里。""先生，您的押金不多了，为了保证治疗顺利进行，请您及时补交押金好吗？"

5）对急诊留观病人，要加强巡视：急诊留观病人同样需要得到护士的关注和尊重，护士应该告知病人和家属留观、急诊留养观察的注意事项，要按时进行诊疗护理并及时记录，熟练地为病人完成注射、输液、吸氧、导尿、吸痰、灌肠等各项护理操作，教会病人正确使用呼叫机，以便病人在病情发生突变时使用。

治疗结束后我们应该嘱咐病人有关注意事项，如拔针之后，护士要对病人说："您将穿刺部位再多按压一会儿,防止出血"、"您最好在这里休息一会再离开"、"别着急,您慢点走"等。在病情好转的时候,护士应该给予真诚的祝福和健康指导,在病情改善不明显的时候,应该给予安慰和鼓励,使其能够积极地配合治疗。

(三)病房护理工作礼仪与沟通

病区是病人进一步接受检查、治疗的休养场所,同时也是医务人员工作的场所。护士应热情礼貌地对待病人,良好的沟通都可使病人安心住院并树立战胜疾病的信心,早日康复。

1. 接待新入院病人礼仪与沟通

(1)帮病人办理住院手续:当得知需要住院治疗时,病人或家属由于不熟悉医院心情比较着急,表现不知所措或急躁不安。医生开出住院证后,护士应礼貌的指导病人或家属到住院处办理住院手续,如填写登记表、缴纳住院押金等。护理人员要对病人的疾病表示同情,同时耐心指导,切不可对病人表情冷漠,态度生硬。

(2)护送病人入病区:办好住院手续后,根据病人的情况采取不同的方式护送病人入病区。能步行的扶助步行,不能行走的可用轮椅或平车护送,护送过程中注意卧位舒适,必要的输液、给氧不能中断,并注意保暖,保证安全。耐心解答病人和家属的提问,力所能及地解决病人的实际困难。送入病区后,要详细的与病区护士做好交接班后方可离开。

(3)病区护士准备床单位:接住院处通知后,病区护士应在病人到达病房前将备用床改为暂空床,根据病人情况准备好床单位,并为病人打好开水,准备迎接新病人。

(4)热情迎接:当病人来到病区时,护士站的护士应放下手中的工作,立即起身面对,微笑相迎,安排病人就座,亲切问候,进行自我介绍:"您好,我是主班护士×××,由我来接待您,请把您的病历给我。"在场的其他护士,也应起立面视病人,亲切示意,点头微笑,表示欢迎。

知识链接

接待礼仪 3S

3S 是指 stand up、smile、see,即起立、微笑、目视。stand up,即起立,这是最基本的礼貌,用身体语言对病人表示欢迎。smile,即微笑,世界上最好的沟通方式就是微笑,微笑的表情会把你的热情迎接无言地传递给病人。see,即目视病人,病人到来时你立即起身,面带微笑,并用亲切的目光注视着对方,病人才能感觉到被重视、被尊重,并真切体会到你的诚意。

(5)送至病床旁:护士站办完手续后,护士应热情地引导病人到病房:"您好,手续办好了,我帮您拿行李,请您跟我来,我送您到房间。"护士带病人入病房后,应主动介绍:"这是您的床位,这是您的床头柜,暖瓶里的开水已经给您打好了,您的主治医生是 ×××,责任护士是 ×××,您的医生马上来看您,您休息一下"。

(6)耐心介绍:责任护士接到通知,应立即带着必备的用物如血压计、体温计、入院介绍资料等来到病床前,态度诚恳,表情自然大方,与病人打招呼:"您好,我是您的责任护士×××,您就叫我小× 就行了,有什么要求可随时找我,我会尽可能帮您解决的。您的主治医生 ×××,他有多年治疗这病的经验,人又很负责任,希望您能积极配合治疗,安心养病,早日康复"。将新入院的病人介绍给同室病友,相互认识,减轻心理压力。

(7)细心指导:细致地做好入院指导,介绍病区环境如开水房、洗澡间、卫生间、医生办公室等，详细讲解呼叫器、床头灯等的使用方法，以及作息时间、探视规定等。向病人说明病区用的治疗用物和设施不可随意动用，如调整输液滴速、氧气流量、消防报警设施、医用电源等，以免造成不良后果。讲解时，语气温柔平和，措辞恰当，尽可能用"为了您的健康，请您……"、"谢谢合作"等文明、客气的语句，避免使用"必须……"、"不准……"等命令式的语气，使病人在轻松愉快的氛围中理解接受并配合你。

（8）悉心照顾：给病人测量体温、脉搏、呼吸、血压是病房临床护士日常的最基本操作。测量时要注意轻柔操作，使用文明用语并做好记录。在日常护理操作的间隙，要常去病房视察，询问病人有什么需求和需要帮助解决的问题，尽可能地满足病人的需求。

2. 病人住院后护理礼仪与沟通

（1）精神饱满：护士应积极向上，以饱满的精神状态投入到工作中，给病人传递正能量。每天早晨，仪表整洁，精神饱满，准时参加晨会交接班。交班时应语言简洁精练、重点突出。床边交接班检查病人伤情时，动作要轻柔，注意保暖，对病人充满关心和爱护。

重点考点：
病人住院后护理礼仪与沟通

（2）举止端庄：护士的行为举止应自然大方，妆容淡雅，服饰整洁，站、坐、行、走姿势规范，动作优美舒展，这是病人及家属信赖护士的首要因素。

（3）轻盈稳准：护士平时应注意学习和总结工作经验，不断的充实自己，只有这样，才能在病人出现紧急复杂的病情变化时，能思维敏捷，判断准确，及时抢救。在紧急抢救的过程中，轻盈快捷的动作，有条不紊的流程，准确无误的操作，镇定自如的神态，使病人及家属产生安全感。

（4）语言亲切：护士在与病人交谈时，应双目平视病人，面带微笑，语言亲切温柔并有关怀的举动，如倒一杯水或搀扶病人等。病人说到伤心处时，应同情理解病人，及时用温暖的语言抚慰病人。

（5）操作娴熟：熟练掌握操作技能，掌握现代护理新理论、新技术，更好地为病人服务。操作时要严格遵守操作规程，认真做好"三查七对"。操作时要关心体贴病人，严防操作仪器带给病人的伤害。如注射前，认真检查针头是否锋利，有无弯曲及带钩。

（6）尊重病人：护士应尽快熟悉病人的姓名和基本情况。不能对病人直呼床号，应礼貌的称呼病人，如："张叔叔"、"李阿姨"、"赵老师"、"王局长"、"周教授"等。并对病人的配合表示真诚的感谢。

（7）及时巡视：护士应及时巡视病房，随时了解病情变化。教会病人呼叫器的使用方法，并将呼叫器放在病人的手边。呼叫器响起时应及时接听，并立即到病房。但护士不可依赖呼叫器，观察病情、及时了解病人的需求，是护士的职责，呼叫器响的次数越多，说明护士的工作越不到位。因此护士除交、接班时要巡视病房外，工作时间都要及时巡视每位病人。护士进病房巡视时，应环视病房内所有病人，目光亲切柔和，待人平等友善，礼貌的和他们打招呼："大家好，有什么需要帮助的吗？"

（8）环境舒适：护士应为病人创造一个温馨安静的休养环境，病房噪声强度应控制在35～40分贝以下。操作时做到"四轻"，即走路轻、说话轻、操作轻、开关门轻。不穿高跟鞋、响底鞋，不大声喧哗，手机调到静音；告诫探视陪护人员不在病区大声谈笑；椅子的腿钉上橡皮垫，治疗车的轮轴经常上油，减少病房的噪声。病房的墙壁或廊柱上设温馨提示语或悬挂高雅油画。及时更换污染的被褥衣物，保持室内整洁。病室温度保持在18～22℃，相对湿度 50%～60%,定时开窗通风,保持室内空气新鲜。

(9)保护隐私:因护理操作需要而暴露病人隐私部位时,应先将病室内异性疏散,并用床帘或屏风遮挡病人。不得随便议论或到处宣扬病人的病情、身体缺陷或个人隐私。

(10)掌握分寸:护理年轻异性病人应把握好分寸,否则会给年轻异性病人造成错觉,引起误会。不可过度热情,不可有疑似挑逗行为;应端正自己的行为举止,不卑不亢,热情但不轻浮,关怀备至但不失度。年轻异性病人如果故意无话找话,问一些与治疗护理无关的话题,可采取适当的方式回避:"对不起,我要去做工作了,请问您还有事吗"? 这样对方就不好意思再说下去了。

第四节　护生求职礼仪与沟通

◎ 案例

护生小王实习即将结束,面临找工作的现实问题,正巧一家医院来校招聘护士,小王一看机会来了,赶紧去商场买了最新样式的衣服,做了新的头发,由于时间都用来买衣服做头发,没有时间准备理论材料,结果面试失败,小王很苦恼,不知道该怎么做。

◎ 请问

1. 为什么小王会出现这些问题?
2. 护生应怎样做才能避免这些问题的发生?

一、护生求职面试前的准备

护生毕业首先面临的是找工作的问题,面试是用人医院考核求职者的一种方式,怎样顺利通过面试是很多同学关心的问题,面试的准备应该从面试前、面试时、面试后来进行准备。

(一)注重形象,遵循原则

护生在参加面试之前,一定要注重外在形象,每个人的着装都应该具有自身的特点,基于这个要求,选择时还需要遵循以下几个原则:

1. 整洁原则　无论穿什么风格的衣服,都离不开最基本的礼仪,它可以显示出一个人良好的心态,积极的生活作风,并给人以美感。

2. 适体性原则　着装要考虑到自己的职业、年龄、肤色等因素,扬长避短、遵守常规,不要盲目跟风,要结合自身的各个因素,选择合适自己的服装,流行的不一定适体,但适体的一定美丽。

3. TPO 原则　这个原则是目前世界上公认的穿衣原则,T,time,代表时间、季节、时代;P,place,代表地点、场合;O,object,代表目的、对象。它要求人们在穿戴服饰的时候要力求和谐,结合是什么时间、在什么样的地点、参加什么样的场合、谁穿戴来进行,并且要与这个国家、地区的风俗习惯相适应。

(二)选择恰当,赢得第一印象

如果对于服饰搭配不是很在行的护生,可以选择合适的职业套装,套装的优点是配色协调,给人的印象是整齐、和谐、统一。

1. **女士职业套装**　职业装的要求是简洁大方，得体适度。宜穿套装、套裙，以及穿制服，做到发型得体，妆容淡雅，力求着装简洁大方，鞋子颜色样式适宜。职业装颜色宜选择稳重一些的色彩，例如：黑色、深灰色等，裙装不可以选择窄裙，选择其他款式的裙子，长度应选择膝上 3~5cm 或者膝下 3cm，裙内应带有衬裙，如果穿职业裤装，袜子的颜色不要过于鲜艳，应该与鞋子的色彩一致，也可选择丝袜，但不要穿戴过花或者过暗的颜色，可随时准备一双相同材质的袜子，以备更换，鞋子应以穿着舒适、美观大方为原则，鞋跟不要过高，3~7cm 为佳，不要选择露脚趾的鞋子，衣服从下摆开始应该与鞋子的颜色一致。

2. **女士职业装的注意事项**

（1）不能穿黑色皮裙、皮裤，牛仔裤，牛仔上衣，尤其是面试的场合。

（2）面试的场合不裸露双腿，女士要穿丝袜，丝袜要贴合肤色，色差不宜过大，袜子不要有抽丝破洞等现象出现。

（3）忌鞋子和袜子、服装配套，如运动服配皮鞋，黑色的鞋子配白色的袜子等。

（4）尽量避免过分暴露、过分时髦、过分可爱、过多饰品的情况出现。

3. **男士职业装**　男士正式的场合以西装为主，根据场合、地点、对应人群选择合适的西装，西装要笔挺，穿戴前要干洗熨烫，西装之内，除了衬衫与西装背心之外，最好不要穿戴其他衣物，西装讲究线条，西裤要有折中线，长度以盖住脚背为宜，正装西装是必须要打领带的，正装西装领带为男士专用，除此之外，还要选择一条西装腰带，腰带上面的卡扣不可过大或过于夸张。

4. **男士职业装的注意事项**

（1）忌西裤过短盖不住脚背，忌衬衫放在西裤外面。

（2）忌衬衫尺码太大，领子袖口空间太多，领带的颜色不要过于鲜艳，过于显眼。

（3）领带不要过短，领带尖盖不住皮带扣，应先扣衬衫扣再佩戴领带。

（4）要注意西服上衣与裤子的兜袋内不要放置过多物品而显得鼓鼓囊囊，皮鞋要与西裤搭配穿着。（图 6-1）

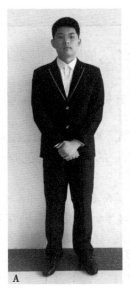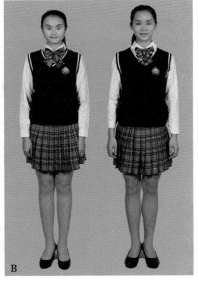

图 6-1　面试着装
A. 男生；B. 女生。

（三）提前了解，材料到位

在面试之前，护生一定要对应聘的医院、科室以及应聘岗位的相关情况有所了解，多查阅资料，也可以到应聘的医院去看一看，到科室内去看看具体情况，做到知己知彼。这样，护生在回答问题的时候，如果遇到与医院相关的问题，就可以从求职的医院、科室、应聘岗位角度出发，贴合实际应对问题，对于有可能会出现的问题，可以提前进行面试的演练，做到心中有数。参加面试的时候要准备好个人简历、自荐信等材料和一支笔。所带材料应当准备两份，医院留一份，自己留一份备用，在面试出发前，一定要检查一下材料是否携带齐全。

（四）遵守时间，问清问题

面试的时候，应提前 15min 到达面试场所，这样可以稳定自己的情绪以准备面试。面试时绝对不能迟到，也不要太早到达，面试是用人单位统一安排的，错过了面试的时间，也就错过了面试的机会。如果实在不能按时到达面试地点，也要尽量在面试前电话通知单位，说明情况，表达歉意，以挽回形象。在接到面试通知电话时，一定要问清楚应聘的医院、面试地点、时间等基本信息，并问一下通知人的姓名和面试官的职位等信息，最后要表达谢意。

二、护生求职面试时的礼仪与沟通

（一）提前到达讲礼节

应聘单位会准备候考室和休息室，用来给还没有考试和已经考完试的人员使用，面试当天护生要提前到达等候考试，当考生在候考室的时候，千万不要因为太过好奇或兴奋而走来走去、东张西望，这样会显得很不稳重。也不要大声攀谈，或者大声打电话而影响到其他人。这时候你可以安静地按照顺序坐在椅子上，平复激动或焦虑的心情，以便一会儿能够以良好的心态来应对考试。

（二）进入考场重形象

没有通知进入面试室之前，千万不要擅自进入。应当安静的站在门外等待通知，当通知进入考场的时候，无论屋门是不是关闭的，考生都要轻轻叩击门板，得到允许后方可走进室内。关门时，动作要轻，切忌声响太大。面对考官时，应当主动问好并注意保持得体的笑容，面部表情要自然，不要过于严肃。不要左顾右盼，这样显得不自信，不稳重，更不要盯着考官一直看，这样都是很不礼貌的做法。如果有多位考官在场，考生的眼神应照顾到所有的人，这样会使考官感觉受到了尊重。考官请你坐下时，要致谢，然后大方落座。坐姿也要规范，要坐在椅子三分之二处，挺胸收腹，不能背靠椅背，或者弯腰伛背，显得人很没有精神。不要跷起二郎腿，不要抖腿、晃腿，这是不礼貌的表现。男生的双脚分开比肩宽略窄，双手很自然地放置于两侧大腿上。女生则应双膝并拢，穿着裙装时更应注意坐姿。面试时要全神贯注，认真听考官的每一个问题，同时给予互动，比如适当地点点头或者眼神交流，表示你有在听并且已经听懂了。

（三）面试结束表敬意

面试结束时，要起身向考官表示谢意。不要随意移动座椅。出门前要在此致谢，开关门的动作一样要轻柔。来到休息室，在等待成绩的这段时间一定要保持安静，做到始终如一。（图 6-2）

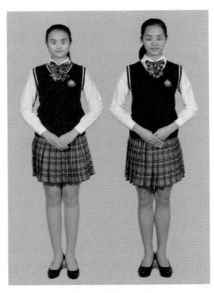

图 6-2　进入面试室前

三、护生求职面试后的礼仪与沟通

很多人只注重面试前和面试中的准备，忽略面试后的一些工作，实际上，面试结束并不意味着求职过程的结束，面试之后的礼仪细节也应当注意。面试结束并不意味着求职过程的完结，面试礼仪要贯穿始终。

（一）感谢医院用人单位带来的面试机会

主考官对面试人的记忆是很短暂的，可以通过感谢信的方式表达你的谢意，同时也可以让对方感觉到你对这份工作的重视。感谢信包括电子邮件和书面感谢信。如果平时是通过电子邮件的途径和医院联系的话，那么在面试结束后，发一封电子感谢信，是既方便又得体的方式。书面感谢信字体的颜色要求是黑色，内容要简洁，最好不要超过一页纸，感谢信必须是写给某个具体负责人的，不可以写"XX 负责人"、"部门负责人"等之类的模糊收件人。

（二）面试后可以通过电话询问结果

面试结束之后 10 天，如果还没有得到任何回音，就可以打电话询问面试结果。打电话的时间应该避开休息时间，选择在工作日周一到周五，也应该尽量避开周一时间，因为经过一个周末，需要处理的事情特别多，一般周一都是特别的忙，所以也要避开。打电话时内容要简明扼要，问候语后接下来应该包括：自己的全名、什么时候去面试的什么职位。在电话中要表明自己对用人单位的感谢以及自己想取得这份工作的强烈意愿。打电话的次数不宜过多，三次以后就不能再打了，以免有骚扰之嫌。

（三）接收录取通知做好后续工作

如果录取成功，是一件可喜可贺的事情，但同时录取的时候也要查看职务、薪资、报到日期等。同时提前做好入职工作，对于护生来说也非常的重要。

本 章 小 结

临床实习是护生将所学理论知识与操作技能和临床实践相结合的重要过程，是护生由学校走上社会的过渡阶段,是护生职业生涯的起点。护生实习前在知识、心理、生活等各方面都要做好充分准备,以便能够尽快适应临床工作需要。同时,在实习过程中要做好求职准备,在实践中不断提高自己的综合素质与能力,根据求职需求准备好求职简历,塑造良好的个人形象,锻炼自己的语言表达能力,学习求职面试技巧等,为顺利就业做好充分准备。

➤ ER-6-2　目标测试

（袁慧玲　崔晓燕　李　青　吴　倩）

第七章

广涉多元文化背景下的护理礼仪与沟通

ER-7-1 广涉多元文化背景下的护理礼仪与沟通(课件)

┌─ 学习目标 ┈┈┈┈┈┈┈┈┈┈┈┈┈┈┈┈┈┈┈┈┈┈┈┈┈┈┈┈┈┈┈┈┈┈┈

　　1．掌握文化、多元文化、多元文化护理、涉外护理礼仪的概念、涉外护理礼仪与沟通的原则。
　　2．熟悉涉外护理礼仪与沟通策略、文化背景对沟通的影响。
　　3．了解文化与护理的关系、文化背景的分类、文化背景对就医行为的影响。
　　4．学会应用涉外护理礼仪与沟通的规范护理外籍患者。
　　5．培养学生广涉多元文化背景下的护理礼仪与沟通的能力。

　　随着医学模式的转变，以人的健康为中心的整体护理观已经成为现代护理发展的必然趋势。这种整体护理模式要求在对患者实施护理的过程中，综合考虑患者的生理、心理、社会、精神和文化等方面的因素，因此，掌握有关文化的内容以及文化与护理的关系，才能使护士明确不同文化背景患者的需要，准确地理解患者的各种行为，提供适合患者文化背景的护理，以达到满足患者文化需求的目的。

第一节　多元文化护理的概念与作用

┌┈┈┈

　◎　案例
　　回族信仰伊斯兰教，按教规他们是修"五功"，每天要做五次"礼拜"，一位回族老人入院时带了铜盆、铜壶等很多生活用品，说是每天要做"礼拜"和"净身"，而且做礼拜时不能有外族人在场；回族老人还忌讳异性触摸她的身体，不愿做体检，假如不能满足要求，她宁愿不住院。

　◎　请问
　　病人的要求说明了什么？

└┈┈┈

一、认知文化

（一）文化的概念

文化（culture）一词，来源于拉丁文 Cultura，是 20 世纪初由欧洲经日本传入中国的。原意是种植、耕耘、培养、教育、发展、尊重的意思，20 世纪以后用于描述人的能力的发展。目前公认的文化定义是："文化是在某一特定群体或社会的生活中形成的，并为其成员所共有的生存方式的总和，包括价值观、语言、知识、信仰、艺术、法律、风俗习惯、风尚、生活态度及行为准则，以及相应的物质表现形式。"文化的概念有狭义和广义的区分，狭义的文化是指精神生产能力和精神劳动产品，涵盖一切社会意识形式。广义的文化是指人类社会历史实践过程中所创造的物质和精神财富的总和。

（二）文化要素

1. 认知体系　认知体系是指认识论和知识体系。认知体系由感知、思维方式、世界观、价值观、信仰、宗教、艺术、伦理、道德、审美观念以及其他具体科学等构成，其中世界观和价值观最为重要，是认知体系的核心。文化体系是一个文化群体的成员观察世界、了解现实的手段和评价是非、辨别好坏的标准，并通过态度和行为表现。世界观和价值观还体现在人类创造的一切物质和非物质的产品之中，产品的种类、用途和式样都受到了人们世界观和价值观的影响。

2. 规范体系　规范指社会规范，即人们行为的准则，包括两种：一是明文规定的准则，如法律条文和群体组织的规章制度等；二是约定俗成的准则，如风俗习惯。各种规范之间互相联系、互相渗透、互为补充，共同调整着人们的各种社会关系。规范规定了一种文化群体成员的活动方向、方法和式样，是一个文化的群体为了满足需要而设立或自然形成的，是价值观念的具体化。

3. 社会关系和社会组织　社会关系是人们在共同生活中彼此结成的关系。社会关系既是文化的一部分，也是创造文化的基础。社会组织是实现社会关系的实体，一个文化群体要建立诸多社会组织来保证各种社会关系的实现和运行，例如家庭、娱乐组织、教育组织、宗教组织、立法组织等。

4. 物质产品　物质产品是指经过人类改造的自然环境和创造出来的一切物品。它是文化的具体有形部分，具有物质的特征，凝聚了人们的观念、智慧、需求和能力。

（三）文化现象

文化现象一般包含三个方面：人们活动的物质财富、精神产品及活动方式本身。文化现象的三个方面，又可以称为物质文化、精神文化和方式文化。

物质文化代表一个民族一定时期所达到的生产力水平，是一个社会普遍存在的物质形态，例如机器、工具、书籍、衣服、计算机等。精神文化指理论、观念、心理以及与之相联系的科学、宗教、符号、文学、艺术、法律、道德等。方式文化包括生产方式、组织方式、生存方式、生活方式、行为方式、思维方式、社会遗传方式等七个方面，是文化现象的核心和最基本的内容。

（四）文化模式

文化模式是一个社会所有文化内容组合在一起的特殊形式和结构，这种形式往往表现了一种社会文化的特殊性。一般认为，文化模式包括以下九个方面：

1. 符号　语言、文字、色彩等。是人类行为的起源和基础。

2. 物质特征　它是人类创造的各种物质生产活动及其产品,例如饮食、住所等。

3. 艺术　指经过系统加工、归纳整理的社会意识,例如绘画、音乐。

4. 科学　包括自然科学和社会科学。

5. 习俗　人类在社会实践,特别是在人际交往中约定俗成的习惯性定势,例如各种礼仪、民俗。

6. 家庭社会制度　是由人类在社会实践中建立的各种社会规范构成,例如社会经济制度、政治法律制度、婚姻形式、家族制度等。

7. 方式　财产占有方式与交易方式。

8. 政府　例如政体、司法。

9. 战争

(五)文化的分类

1. 硬文化　是指文化中看得见、摸得着的部分,如物质财富。硬文化是文化的物质外壳,即文化的表层结构。在文化的冲突中,相对来说,文化的表层结构较易随着冲突而改变自身。

2. 软文化　指活动方式与精神产品,是文化的深层结构。在文化的冲突中,相对来说,文化的深层结构则不易在冲突中改变,而最难改变的是深层结构中的"心理沉淀"部分。

(六)文化的特性

1. 创造性　文化是人类社会在共同生活的过程中创造出来的,自然存在的东西及其运动变化不是文化,但人类在此基础上创造出来的其他物品却是文化。例如日月星辰本身不是文化,但人类据此创造出来的历法则是文化。

2. 象征性　一切具体文化现象都是一定文化类型的反映或象征。例如五星红旗就具有一定的象征性。自然环境是构成社会的硬件系统,而文化是构成社会的软件系统,它对于人类的特殊意义必须通过具体的事物或现象反映出来。

3. 共享性　文化是一个群体、一个社会乃至全人类共同享有的财富,例如语言、规范、制度、风俗习惯、价值观等。同一社会的人在共同生活中创造出了文化,并共同遵守和使用,其共享性与物质财富的共享性不同。物质财富的共享会减少其原本资源的拥有量,而文化的共享不会导致原有文化的减少。

4. 渗透性　由于文化的传播是两种或两种以上的文化特质相互接触、相互吸收、相互影响的现象,即文化的渗透。任何国家和民族都不可能长久地孤立于世界各国和各民族之外,它必然要与其他国家或民族进行交往。在交往中自身文化与外部文化必然发生文化渗透,这是通过人与人的交往及学习实现的。在信息化程度日益提高的今天,文化的渗透越来越广泛、迅速和深入。

5. 复合性　复合性是指任何文化现象都是一系列具有内在联系的文化现象的组合。任何文化现象都不可能单独存在,它必然要与其他文化现象组合在一起,围绕着一种社会文化活动产生一系列相关的文化现象。例如由酒、酒具、酒令等一系列文化现象组合在一起的酒文化。

6. 多样性　文化都是具体的、特殊的。在世界范围内,各个国家、地域、民族、社会集团、社区的文化都是不同的,并且差异很大。国家文化有中国文化、美国文化等,地域文化有欧洲文化、美洲文化、亚洲文化等,民族文化有汉族文化、回族文化、藏族文化、苗族文化等,社会集团文化有企业文化、校园文化、医院文化等。

（七）文化的功能

1. **文化是社会或民族分界的标志**　在不同国家、民族或群体之间，文化表现出来的本质区别要比肤色、地域、疆界等深刻得多。例如：中国和美国在"价值观"方面表现出来的文化差异为中国人强调集体主义、集体成就，而美国人强调个人主义和个人成就。

2. **文化使社会有了系统的行为规范**　文化使一个社会的行为规范、观念更为系统化，文化集合解释着一个社会的全部价值观和规范体系，例如风俗、道德、法律、价值观念等。

3. **文化使社会团结有了重要的基础**　文化使社会形成一个整体，这也称为文化的整合功能。社会上的各种文化机构都从不同的侧面维持着社会的团结和安定。例如：政治机构实现着社会控制，协调着群体利益；教育机构培养着社会成员，使之更符合社会需要；军队保证着社会的安定等。

4. **文化塑造了社会的人**　没有人出生时就带有特定的文化特色，但具有学习文化、接受文化的能力，从而促进了个性的形成与发展，个体掌握生活技能，培养完美的自我观念和社会角色，并传递社会文化。

（八）护理与文化的关系

文化与护理之间的关系是互相依存的，伴随着文化的进步，护理也随之兴起，可以说文化的进步促进了护理的发展，推动了护理的成长。假如文化泯灭了，那可想而知护理就没有意义了，没有了护理的照料，那么就像一个知识丰富的人却没有自理能力一样，尽管有了知识，但是却逃不过自然法则而被淘汰。

护理人员对服务对象的文化、人种、性别和性观念等保持敏感性，给这些不同文化背景或处境的服务对象，提供系列的、适当的、有效的与合适的健康关怀。文化护理能力和文化的结合，使得护理具有了现代存在的意义，一些高科技的护理仪器和一些现代化的技术手段，以及护理知识丰富的护理人士的增加，护理变得越来越完整和越来越规范。文化造就了护理业的辉煌，护理使得这个社会越来越健康，越来越和谐，人们生活变得越来越美好。

二、多元文化护理

（一）多元文化护理的概念

多元文化是指随着人类社会的不断发展进步，信息交流越来越发达，文化的更新转型也不断加快，不同文化的发展面临着不同的机遇和挑战，新文化层出不穷。在现代复杂的社会环境和社会结构条件下，不同的阶层和不同的族群必然需要不同的文化为其服务，就构成了文化的多元化，也就是复杂社会背景下的多元文化。

护士的工作对象是具有不同文化背景的个体。不同国家、民族和地域的人们都有其特殊的生活模式和行为习惯，以及对健康、疾病的态度和应对方式。当人们出现生理、心理或精神方面的问题而寻求帮助时，护士应理解不同病人的健康观、疾病观以及相应的文化信仰和价值观念。在护理工作中只有了解并认同其文化模式，才能对病人作出科学、全面的护理评估，提供多元文化护理。

多元文化护理是指护士按照世界观、价值观、宗教信仰、生活习惯等的不同，分层次采取不同的护理方式，满足不同文化背景的健康需要的护理服务，是社会进步和护理学科发展的产物。

多元化的护理是多元文化特征的客观要求。从护理学科理论体系的多元化来看，护理学是以社会学科、自然学科等学科领域的知识为理论基础的综合性应用学科，其理论的涉及面,具有多元文化特征。从临床护理类型的多元化来看,我国存在着西医护理、中医护理和中西医结合护理等临床护理类型,临床护理的多元性充分体现了现代与传统、东方与西方的文化兼容性。从护理职能任务、工作内容的多元化看,现代医学模式和健康理念的提出使护理的工作内容由单一疾病护理转向全面的整体护理,护理的职能范畴包括治疗、预防、保健、康复,这就赋予护理人员教育、管理、研究等多种角色,从而要求护理人员文化知识的全面性、多元性。

(二)多元文化护理的原则

1. 综合性原则　在住院部患者的护理过程中可以采取多方面的护理措施,例如饮食护理、心理护理、支持护理等综合方法,使患者尽快适应医院的文化环境。

2. 教育原则　患者在住院期间往往有获得有关疾病信息知识的需求,护理人员应根据患者的文化背景(接受能力、知识水平),有目的、有计划、有步骤地对患者进行健康教育。

3. 调动原则　文化护理的目的之一就是调动患者的主观能动性和潜在能力,配合患者的文化需求,调动患者的参与意识,使患者积极配合疾病治疗和护理,并能够主动做一些力所能及的自护活动,对疾病预后充满信心。

4. 疏导原则　在文化护理中,出现文化冲突时,应对患者进行疏导,使其领悟并接受新文化护理。

5. 整体原则　实施护理时,不仅要考虑到患者本人的因素,还要评估其家庭、社会因素,争取得到各方面的合作、支持和帮助,帮助患者适应医院的文化环境。

(三)多元文化护理的作用

1. 满足不同文化背景病人的需求,提高护理质量　在多元文化背景下护士应尽可能多地汲取丰富多彩的人文知识,了解多元化的价值标准,敢于应用世界文化资源为病人提供独特的护理服务。在沟通中充满包容意识,相互尊重,平等信任,满足不同文化背景病人的需求,让病人的居住环境充满不同文化氛围,例如加入音乐、书籍、报刊等个性化元素,使整个护理过程雅俗共赏,充满温馨的情景,病人如临家园,安之若素。

随着社会经济的迅速发展,医院的服务对象呈多元化趋势。许多病人的文化背景不同,他们的教育程度、人生经历、宗教信仰、价值观、生活习惯等方面的差异,会导致对健康与生命的不同认识,对疾病与死亡的不同理解,对悲伤的不同表现形式及对护理的不同需求。因此,多元文化护理应抓住这个最基本的特征,围绕护理对象的多元化问题,进行系统的护理,以便获得实质性的效果。尤其要自觉地从文化和文化差异的角度来认识护理对象,理解造成护理对象精神生活差异的根源,尊重病人的文化差异。值得注意的是,宗教信仰在文化差异中起到了关键作用,多元文化护理应了解世界上主要宗教的基本教理和情感特征、生活习俗等,只有这样,才能满足病人的需求。

2. 鼓励和促进开放性思维,增强护士的国际竞争能力　护理工作中必须培养开放性思维,真诚接纳多元文化,并随时融入新的文化环境中,不管面对何种国家、地区和民族的病人,都能快速了解其文化背景,迅速地投入工作,缩短与病人的文化冲突与隔阂期,增强护士本身的国际竞争能力。

3. 促进护士提升自身文化素质,提高护理的文化品位　不断丰富的护理内涵赋予了护士多元化角色,护士必须注重提高自身文化素质,掌握多元文化护理知识,评估和诊断不同文化背景下病人的护理要求,明白关于健康、疾病的不同观念,不同的信仰方式和行为方式等,以便有针对性地引导病人,使病人尽快接受治疗环境,配合医疗护理,并提供多层次、多体系、个性化的护理工作。

多元文化护理是社会多元化发展所向，是医学模式转变的必然趋势，是全世界各族人民的健康文化需求，作为新时代的护士，一定要开阔眼界，随时学习，完善与升华护理技能，与国际护理接轨，从而适应不断变化的新形势。

第二节　多元文化背景对护理工作的影响

◎ 案例

护生小王在某三甲医院实习，一位美国患者因肺部感染入院治疗。小王负责为患者进行静脉输液，输液期间，患者需要排尿，由于患者不习惯床上排尿，小王主动帮助患者如厕，但遭到患者拒绝，小王有些不知所措。

◎ 请问

1. 这位美国患者为什么拒绝小王的帮助？

2. 遇到这种情况，小王应该怎样为患者提供护理服务？

3. 不同文化背景会对护理服务工作产生哪些影响？

一、文化背景认知

（一）文化背景的含义

文化背景是指沟通主体长期的文化积淀，即沟通主体较稳定的价值取向、思维模式、心理结构的总和。它是一个人生活在其中的，由特定社会习俗、价值观念和信仰组成的文化环境。文化背景对疾病的发生、人们的就医行为和对医疗护理的要求、对疾病的反应和对死亡的认知等都有重要影响，其中尤以文化素质和文化遗产的影响最为突出。

（二）文化背景的分类

按照社会学家观点，世界文化可分为高背景文化和低背景文化两大类。

高背景文化中一条信息的语言所包含的信息量低于低背景文化的语言信息量，大部分的信息隐含在沟通接触的过程中，涉及参与沟通人员的背景、所属社团及其基本价值观。

低背景文化中信息的表达比较直接明确，语言是沟通中大部分信息的载体。

高背景文化内部同文同种，约定俗成相同，因此信息相对容易传播。而在低背景文化中，社会内部差异大，存在许多相互独立的"亚文化"，信息传播就相对困难。

高背景文化以中国和中东等以"理"为重的地方文化为代表，注重的是道德与集体利益。人与人之间的交往重视互相了解，信誉至上。高背景文化的人们通常群体生活在一起，遵从长辈和团体的意识。

低文化背景则以美国等以"法"为重的地方文化为代表，他们只相信法律的作用，重视个人利益。低背景文化的人们生活更为独立，他们不会盲目遵从长辈和团体，而是判断对方的品德和建议是否正确。

二、文化背景影响沟通

如果对多元文化知识了解匮乏，就会导致沟通障碍，甚至会引起"文化休克"。

（一）语言不同引起沟通障碍

语言是文化载体，是民族文化和民族心理的表达、传递、储存、延续和社会交往的重要工具，语言沟通与情感传递是护理工作的重要内容。语音和语意的不同都会导致语言沟通障碍，文化背景不同，即使语言相同，也可能导致不同的理解。如高背景文化的国家在沟通时会注重"言外之意"的理解，思考语言暗含的意思，表达较为含蓄；而低背景文化的国家在沟通中比较注重词汇的使用，表达比较直接。因此，护士在工作中需要考虑到患者不同的文化背景，准确地使用沟通方式，为患者提供恰当的护理服务。

（二）伦理、价值观不同引起沟通障碍

文化背景不同，患者的伦理和价值观也会不同。不同的伦理价值观念会影响人们对疾病与死亡的态度。东方文化认为疾病与死亡是不幸和恐惧的象征，因此，会对患者采取蒙蔽、否定等方式，帮助其建立乐观的态度。而西方人则会如实告知患者真实病情，以便他们能够积极配合治疗，珍惜有生的时间，充分发挥自己的潜能来提高自身价值。因此，在护理工作中，护士需要根据不同患者的文化需求，采取个性化的护理方式，满足多元文化患者的不同伦理、价值观的需求。

（三）风俗习惯与宗教信仰不同引起沟通障碍

东西方的风俗习惯与宗教信仰迥然不同，受儒家、道家、佛家思想的影响，以中国为代表的东方文化重"孝悌"，讲"仁爱"，以情感、情理为法则，在患病时心理会变得比较脆弱，依赖感比较强。西方文化受基督教的影响，注重个体，追求独立，崇尚自由平等，即使患病也不喜欢受到过多的协助，面对死亡，他们认为是升入"天堂"，获得"永生"。此外，不同的风俗与信仰也会影响人们的饮食禁戒。因此，护士除了要了解患者所患疾病外，还需要了解他们不同的习惯与信仰，给予应有的尊重，满足不同的需求，促进患者康复。

> **知识链接**

> ### 文化休克
>
> 所谓文化休克是当一个人视图了解或适应另一不同文化背景下的人群时所感受到的不适应、无助和一定程度的惘然现象。文化休克现象是人们从熟悉的文化环境进入到陌生的文化环境时产生的一系列精神紧张综合征，主要表现为生理、心理和情绪三个方面的反应，常见症状有焦虑、恐惧、沮丧、绝望。文化休克表现在临床上，主要为不适应、不习惯，甚至产生恐惧心理。文化休克是影响患者治疗和护理的重要因素。

三、文化背景影响就医行为

在护理活动过程中，护理人员要经常面对不同民族与国度、不同语言与风俗、不同宗教信仰等多元文化因素的病人，不同的文化背景会不同程度上影响病人的就医行为，因此，护士既要为其提供适合共性需要的护理服务，又得体现能适应个体文化背景需要的特殊性护理服务，为了适应、满足不同文化背景的护理需要，在进行护患沟通过程中，护士除了了解、学习不同文化的行为方式，重点研究其不同传统习惯与照顾方式，并运用这些知识为不同民族或国度文化的人进行共性和针对性的护理外，还必须掌握一些沟通策略，这样才有利于护患沟通，也是实现不同文化背景病人得到满意护理服务的重要保证。

（一）文化背景影响护患交流方式

交流是实施多元文化护理的前提，提高护士交流技巧是保证护理质量的关键。在语言交流上，护士不仅要加强外语学习，而且要加强母语中方言的学习及对不同的知识结构的人学会采取不同的表达方式，例如欧美人见面爱问好；中国人喜欢问饮食起居；西方人谈话涉及面广，例如气候、爱好等，但触及个人及家庭的隐私时则缄口莫言；东方人传统观念强，爱涉及家庭生活体验。在交流用语上，在我国对老年人往往以"老"表示尊重；而西方老年人则不愿意称呼"老"，因为他们忌讳"老"，认为自己还没有到老的程度。在非语言交流上，西方人特别是英国人和法国人谈话时，喜欢用手势帮助信息的表达，而中国人却不同。即便是同样的手势或非语言行为，表达的意义也不同。中国人习惯于用点头表示同意或对，摇头表示不同意或不对，而斯里兰卡、印度、尼泊尔、巴基斯坦等一些国家的一些地区，摇头表示同意；在讲标准英语的人群中，讲话时眼光应正视对方，这意味着诚实，给人以信任感，而在东方文化中，讲话时老盯着对方的眼睛会给人一种咄咄逼人的感觉。还有尽管有些非语言的交流表达的意思一样，但表达的方式不同，例如西方人用拥抱来表示热烈的欢迎和送行离别，而中国人则习惯用深情的握手；西方人耸耸肩，一摊手表示不知道，无可奈何，中国人则摇摇头，闭口无语。

护士在临床工作中，要有意识地注意病人交流方式的差异。应注意倾听，耐心诱导，从言谈中捕捉谈话的契机，了解病人的病情和心理，因势利导，从中选择收集病史资料和发现护理问题，取得良好的沟通效果，建立相互信任的护患关系。

（二）文化背景影响个人空间需求

个人空间是围绕一个人个体的区域范围，并指此人占据或意识到的周围区域。人对空间概念的理解不完全一致。空间的概念与个体平时生活和工作习惯以及适应的空间大小有关，对于适应了较宽敞办公或居住环境的人来说，搬迁到窄小、拥挤的空间肯定会不适应。对于中国人来说，大家都习惯了一人接着一人排队上公共汽车，在公共汽车里，也是人挨着人；而对于西方人来说，出现这种情形，也许会感到很不自在或很别扭，也只好"入乡随俗"了。一般来说，东方人喜欢与人交流，喜欢群居；而西方人，个人隐私感强，好独居，人际交往距离也相对较远。护士在护理不同民族的病人时，应考虑到个人的空间问题，在交谈距离和病室安排上应有别，如果护理人员忽视了空间因素也可导致沟通失败。例如在和美国人交谈时，距离就应该远一些，和巴基斯坦人交谈时距离就应该近一些。中国人住院大多安排在大房间，便于病友交流；西方人住院宜安排比较宽敞的单人房间。近年来，随着我国经济水平的提高，生活条件的改善，病人对住院条件要求提高，要求住单间的越来越多。各级医院为了满足病人的文化需求，开设了特殊病房、家庭病房、母婴同室病房等，体现了多元文化的护理。

（三）文化背景影响价值观念

由于一个人的文化行为受其家庭文化的影响，东西方在价值观念上存在着许多差异。例如中国人忽略自立能力的培养，病人生病时一切生活护理由家属或护理人员全部"包办代替"，使病人产生依赖思想。而西方人在成长过程中很注重自理、自立能力的培养。护士在护理病人时应评估病人在价值观念上的不同，不要损害病人的自尊心。

（四）文化背景影响饮食习惯

不同的民族有不同的饮食习惯，例如西方人喜欢吃生、冷食物，在他们看来这些食物可增进健康，而东方人则认为这些食物可能是致病的原因。回族、维吾尔族、塔吉克等民族信仰伊斯兰教，禁食猪肉、死物、血液，每年9月戒斋，戒斋期间从黎明到日落要禁食水，护士针对这种情况可以采用夜间加餐输液的方法满足病人的营养需求。不同地域的病人口味也有差异，有南甜北咸东酸西辣的说法，护士如果在饮食中注意满足病人的这些要求，对病人疾病恢复是十分有利的。

（五）文化背景影响民族习俗

在多元文化护理人际沟通中，尊重病人的民族习俗是最重要的。例如日本人忌讳数字"4"，认为4是死的谐音不吉利；在信仰基督教的欧美国家"13"这个数字常常与耶稣殉难日联系在一起，禁忌"13"，乘飞机、乘船不愿意选择13日，认为是不祥之兆。护士可以在说话和安排床位时应尽量避开这些数字。有的民族手术前准备不宜刮阴毛，在不影响治疗的条件下，尽量满足病人的要求。有的民族在术前要进行祈祷，护士要提供必要的场所，并且病人祈祷时要注意尽量回避，也不要来回走动，尤其是病人的正前方。不同民族有自己的传统节日，例如开斋节、圣诞节等，在这些传统节日里，护士如果送上一束鲜花，或送上一张慰问卡，亲切地道一声祝福，不仅可以增进友谊，还可驱散他们的思乡之情，心灵的慰藉可以缩小彼此之间的文化距离。

（六）文化背景影响时间观念

不同文化背景的人对时间的观念不同。有的人着眼于现在，有的人着眼于未来，护士应根据不同民族的时间观念、合理安排生活起居与护理、治疗程序，欧美人注重将来胜于现在，护士在护理时应注重整体效应，病人入院时，将各种安排事先编入日程，告之本人以取得合作。而另一些国家的人认为目前胜于将来，他们认为时间是灵活的，可以调整的，一切事可等他们来了再开始。护士应看到是他们观念上的误导产生的结果，不可以认为这种人懒惰而鄙视他们，需要护理上耐心引导。

第三节　涉外护理礼仪与沟通

◎ 案例

一位来华旅游的美国人生病住院治疗，得到了护士刘英的精心护理。出院时，病人非常感谢刘英护士，夸赞道："你的工作做得真是太好了，护理水平太高超了。"刘英不好意思的回答："没有，没有，做得不好，照顾不周了。"病人很奇怪，她还有没做好的地方吗？

◎ 请问

1. 当美国游客夸赞刘英护士时，她回答的恰当吗？
2. 如果是你应该如何与病人沟通才符合礼仪规范呢？

涉外礼仪是指在对外交往中，对外宾表示尊重友好的各种行为准则或规范。是在长期的国际往来中，逐步形成的外事礼仪规范，是人们参与国际交往所要遵守的惯例，是约定俗成的做法。它强调交往中的规范性、对象性和技巧性。

随着世界政治、经济、文化和科学技术的飞速发展，国际间交流、合作、投资、贸易、移民等日新月异，中国改革开放、西部大开发战略不断深入实施，国内与国际间文化的直接、间接交流与合作突飞猛进，文化冲突与矛盾等现象也屡见不鲜。不同的国家、民族的人民对健康保健、疾病预防、治疗护理等方面都持有不同的态度和观点。因此，护士要学习和掌握涉外护理礼仪和沟通的相关知识，了解病人的价值观、道德信仰、生活方式等内容，针对不同国籍、不同民族的病人，提供符合礼仪规范的高质量的护理。涉外护理礼仪是指在护理不同国籍的病人时，护士用以维护本国及自身形象，向病人表示尊敬和友好的礼节规范。

掌握涉外护理礼仪和沟通，不仅可以体现个人修养和国家形象，也可以沟通各国人民之间的感情，促进友谊，减少误会和隔阂，同时也有利于加强文化交流，促进世界文明与发展。

一、涉外护理礼仪与沟通原则

1. **维护国家利益**　在护理外籍病人时，护理人员应时刻意识到在外国人眼里，个人代表的是国家以及单位的形象，工作中要做到自尊自爱、不卑不亢。"卑"有损自身人格甚至国格；"亢"则显得虚张声势，也有伤对方的自尊。要做到不卑不亢，保持人格平等，自己的言行应当端庄得体，堂堂正正。在外国人面前，既不应该表现的自大狂傲、放肆嚣张，也不应该畏惧自卑、低三下四。应当慎独自律、谨慎严谨，时刻维护国家利益。

2. **相互尊重**　在交往中，护患双方都应相互尊重对方国家的领土完整、主权和尊严；尊重各国的法律、法规和风俗习惯。在护理不同国籍病人时，护士都应该自尊、自爱、自强、自信，举止大方得体，态度和蔼端庄，精神饱满自然，对病人都要一视同仁，不能以国家的经济实力强弱、国家大小、社会制度不同来区别对待。

3. **尊重隐私**　对于外籍人士来讲，凡涉及个人经历、收入支出、年龄大小、婚恋情况、健康状况、政治见解、家庭住址、近期事务等均属个人隐私，除非是工作的原因，不应随便查问，即在涉外交往中做到"有所不为"。

在涉外护理沟通过程中，护士不可向无关人员透露病人病情信息，不可将任何与病人有关的资料随便放置或丢弃，这是基本的职业素养，在进行各项护理操作前，应征得病人同意，例如需暴露隐私部位，要注意避开他人并遮挡病人。

4. **尊重宗教**　宗教是人类历史发展过程中产生的一种社会现象，也是一种社会意识形态。它影响着人们的精神、文化生活。世界上的宗教种类繁多，不同国家、民族会有各种不同的宗教信仰。了解宗教的一般知识、礼仪和禁忌，是我们了解世界各国人民精神生活和日常生活习俗的一把钥匙，也是在交往活动中对他人尊重和友好的表现。

护理人员只有发自内心的尊重他人的宗教信仰及宗教情感，尊重宗教教职人员，维护教徒的合法权益，才能有助于建立良好护患关系，从而更好地为病人提供优质的护理服务。

5. **信守约定**　所谓"对人以诚信，人不欺我；对事以诚信，事无不成。"自古以来，立身处世，待人接物，都可以归结为"信用"问题，"信用"是最重要的一条道德准则，信守承诺是为人处世的前提。在一切涉外护理沟通中，都必须认真而严格地遵守自己的所有承诺。说话务必要算数，许诺一定要兑现，约会必须要如约而至。在一切有关时间方面的正式约定之中，尤其需要恪守不怠。对于涉外护理对象所做的任何诺言，护理人员都要深思熟虑，谨慎承诺。凡是许下的诺言都一定要兑现，由于难以抗拒的因素，致使自己单方面失约，或是有约难行，需要尽早向有关各方进行通报，如实地解释，并且还要郑重其事向对方致以歉意，并且主动地负担按照规定和惯例而给对方所造成的某些物质方面的损失。

6. **求同存异**　由于不同国家的社会制度差异，文化习俗有别，思维方式与理解角度也往往差别较大。"和而不同"是世界的本来面貌与状态，也是正确处理人与人之间关系，不同国家、民族、文化之间关系的基本原则。"和而不同"作为一种文化观，不仅反映了文化发展的动力、途径和规律，而且在今天具有强烈的现实意义，它是促进不同文明交流对话、化解文明冲突的最重要的指导原则。护理人员应在了解护理对象所在国家的风俗习惯的基础上，对于双方之间的差别表示尊重，并积极寻求共同点，从而更好地为护理对象提供服务。

7. **不宜先为** 社交"不宜先为"原则，也称"不为先"原则。在涉外护理及沟通中，面对自己一时难以应付、举棋不定，或者不知道到底怎样做才好的情况时，如果有可能，最明智的做法，是尽量不要急于采取行动，尤其是不宜急于抢先，冒昧行事。也就是讲，若有可能的话，面对这种情况时，不妨先是按兵不动，然后再静观一下周围人的所作所为，并与之采取一致的行动。

8. **热情有度** "热情有度"是涉外礼仪的基本原则之一。它的含意是人们在参与国际交往，直接同外国人打交道时，不仅待人要热情而友好，更重要的是把握好具体分寸，否则就会事与愿违，过犹不及。护理人员在涉外护理与沟通中要遵守好"热情有度"这一基本原则，关键是要掌握好四个方面，即"关心有度、批评有度、距离有度、举止有度"，不可让对方感到不快，更不能给对方增添麻烦。

二、涉外护理礼仪与沟通策略

（一）涉外护理礼仪与沟通方式

1. **增强多元文化护理意识** 涉外护理人员应更新护理观念，改变护理教育模式，从护理对象文化背景角度理解、尊重病人，按照不同护理对象的世界观、价值观、宗教信仰、生活习惯等采取不同的护理方式，满足不同文化背景下的健康需要。将多元文化渗透到护理工作中，使之与护理程序紧密结合，满足护理对象身心、精神、文化、社会多方面的需求。

2. **促进护患双方文化沟通** 涉外护理人员应保持积极的沟通心态，促进护患双方文化交流与沟通。沟通过程中，在不侵犯对方文化的基础上，保持自身文化特色和优势，尽量避免文化触角效应及文化晕轮效应。正确对待文化差异，对于较浅层面的文化符号差异，应尽可能地采取灵活的沟通措施；对于较深层面的规范体系差异和认识体系差异所导致的沟通障碍，应尽可能地将原则性和灵活性统一起来，并在沟通结束后，总结经验，探讨相关沟通规律。

3. **满足护理对象文化需求** 涉外护理人员应结合护理对象的文化背景，理解护理对象对医院及医务人员的看法与态度，结合护理对象对治疗和护理的期待制定护理措施，以取得护理对象的合作。实施护理过程中，应动态了解护理对象的健康问题，领会护理对象对健康问题的表达和陈述方式，明确其对疾病的反应，根据护理对象的年龄、知识结构等文化背景与其沟通，了解护理对象的心理与行为，建立适合文化现象的护患关系，从而满足护理对象的文化需求。

4. **协助护理对象适应医院文化环境** 涉外护理人员在护理过程中应尊重不同文化背景下护理对象的需求、健康—疾病的观念、信仰和行为方式，向其提供多层次、多系统、多方位、高水平、有意义和有效的护理服务，了解护理对象家庭结构、家庭功能、亲子关系、教育方式等情况，寻求支持系统，以预防和减轻护理对象的文化休克，使其尽快适应医院文化环境。

（二）涉外护理礼仪与沟通规范

1. **见面礼仪** 因地域文化、风俗习惯、宗教信仰等原因，不同地域形成不同的见面礼仪，除了常见的握手礼、鞠躬礼、致意礼以外，还有拥抱礼、亲吻礼、合十礼等。

（1）拥抱礼：是流行与欧美的一种见面礼仪，多用于官方或民间的迎送宾朋或祝贺致谢等场合。拥抱礼行礼时，通常是两人相对而立，各自右臂偏上，左臂偏下，右手环抚于对方的左后肩，左手环抚于对方的右后腰，彼此将胸部左倾而紧紧相抱，并头部相贴，然后再向右倾而相抱，最后再做一次左倾相抱。

（2）亲吻礼：行此礼时，往往与一定程度的拥抱相结合。不同身份的人，相互亲吻的部位也有所不同。一般而言，夫妻、恋人或情人之间，宜吻唇；长辈与晚辈之间，宜吻脸或额；平辈之间，宜贴面。在公开场合，关系亲密的女子之间可吻脸，男女之间可贴面，晚辈对尊长可吻额，男子对尊贵的女子可吻其手指或手背。

西方现代的亲吻礼，在欧美许多国家广为盛行。美国人尤其流行此礼，法国人不仅在男女间，而且在男子间也多行此礼。法国男子亲吻时，常常行两次，即左右脸颊各吻一次。比利时人的亲吻比较热烈，往往反复多次。

（3）合十礼：流行于泰国、缅甸、老挝、柬埔寨、尼泊尔等佛教国家的见面拜礼。行礼时，双掌合于胸前，十指并拢，头略低，神情安详或面带微笑，以示虔诚和尊敬。

2. 称谓礼仪　涉外护理人员不可使用中国式习惯称呼护理对象，比如"老外"、"大妈"、"小鬼"、"大姐"等；不可用"老"、"大"、"小"等字眼来区分不同年龄阶段的外籍护理对象。

3. 举止礼仪　在涉外护理活动中，护理人员应当表情自然、举止文明、大方得体。在相互交谈时，声音大小控制在对方能听清楚为宜，不可大声喧哗或高声谈笑，且肢体动作不宜过多。

4. 迎送有礼　迎接外籍病人入院前，要先了解病人基本情况，如姓名、性别、年龄、国籍、健康状况等，还需了解其婚姻状况及宗教信仰，以便有针对性地提供服务。入院时应在病区门口迎接，并护送病人进入病房，为良好的护患关系建立基础。出院时，护理人员应向外籍病人及其家属详细介绍注意事项，热情送别病人离开病区，待对方走后方能离开。

（三）涉外护理礼仪与沟通禁忌

不同民族有不同的风俗习惯，也有不同的禁忌，因此在涉外护理礼仪与沟通方面，要注意以下几个方面：

1. 手势禁忌

（1）在英国、爱尔兰、苏格兰、澳洲、南非等地，手背朝外的"V"手势带有侮辱的意思。

（2）"OK"手势一般表示赞扬或允许，但在法国南部、希腊、撒丁岛等地，这个手势代表着"零"或"一文不值"；在希腊等地，这一手势还表示一句无声而恶毒的骂人的话；在日本，"OK"手势被认为是代表"钱"的意思；在巴西、俄罗斯和德国，"OK"手势象征人体身上非常隐蔽的孔。

（3）竖大拇指在许多国家非常普遍被用来表示无声地支持和赞同，但在澳大利亚，如果大拇指上下摆动，这等于在侮辱人；北美人还用竖起大拇指表示要求搭便车，但在尼日利亚等地，这个手势被认为非常粗鲁；在日本和德国，竖起大拇指用来计数，在日本代表"1"在德国则表示"5"。

2. 颜色禁忌　中国人忌讳黑色，认为是不吉祥的象征，也不喜欢白色，觉得是悲哀的寓意；欧洲人也不喜欢黑色，认为黑色为丧葬之色，但喜欢白色，认为象征纯洁；巴西人不喜欢紫色和黄色，认为紫色是悲伤，黄色是凶色；法国人认为黄色代表不忠诚；俄罗斯人和新加坡人也不喜欢黄色；沙特阿拉伯人崇尚白和绿色，忌用黄色，认为黄色寓意死亡；比利时人、伊拉克人忌讳蓝色；泰国人和德国人忌讳红色；日本人不喜欢绿色。

3. 花卉禁忌　欧美一些国家用菊花祭奠死者,只用于墓地与灵前;意大利和南美洲各国认为菊花是"妖花";日本人不愿接受有菊花图案的东西或礼物,因为它是皇室家族的标志。荷花在日本是不吉祥之物,意味着祭奠。德国人认为郁金香是没有感情的花。黄色花在法国被认为是不忠诚,在土耳其,黄玫瑰是离别的象征。在印度及一些欧美国家忌用白百合花,认为是对亡灵的悼念。

4. 数字禁忌　中国、韩国、马来西亚、新加坡等国家忌讳"4",因其谐音与"死"相似;欧美及其他一些国家忌讳"13",认为这个数字是凶险和不吉利的代名词;日本人忌讳"9",因其发音与"苦"相似;印度人忌讳"6"和"8",他们认为"6"代表疾病,"8"代表死亡。

5. 图案禁忌　英国人忌讳大象图案,瑞士人忌讳猫头鹰图案,澳大利亚不喜欢兔子图案,阿尔及利亚人忌讳用猪和熊猫做广告图案,阿富汗人忌讳猪狗图案。

知识链接

13与黑色星期五

黑色星期五源于西方的宗教信仰与迷信,因为耶稣基督死在星期五,而13是不吉利的数字。两者的结合令人相信当天会发生不幸的事情。星期五和数字13都代表着坏运气,两个不幸的个体最后结合成超级不幸的一天。所以,不管哪个月的十三日又恰逢星期五就叫黑色星期五。

本 章 小 结

随着社会的发展,国际交往日益密切,不同地域文化交流也日益频繁,逐步形成了多元化社会体系。护士在护理工作中,面对不同文化背景下的病人,既要为他们提供合适的共性护理服务,同时又要根据不同的文化背景需要,为他们提供针对性的护理服务。这就要求护士需要具有相应的文化护理能力,而多元文化护理是在现代社会发展背景下,护理工作发展的必然趋势。

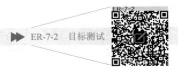

▶ ER-7-2　目标测试

（马会娟　李　莉　吴　倩　崔晓燕）

实训指导

实训1　塑造护士专业得体的职业形象

【实训目的】

1. 掌握护士工作发式的梳理和妆饰规范,护士工作装的穿着方法和规范。

2. 熟悉基本化妆技巧,护士职业妆的化妆步骤和方法。

3. 结合自身实际情况,为自己设计恰当的职业形象。

4. 学会真诚微笑,灵活运用目光。

【实训准备】

1. 环境准备　光线充足、带有座椅和镜子的实训室。

2. 物品准备

(1) 化妆用品:粉底、眉笔、眼影、睫毛膏、唇膏、腮红、化妆刷等。

(2) 头发修饰用品:梳子、发网、发卡、皮筋等。

(3) 工作服饰:各式护士服、燕帽、圆帽、口罩、胸牌等。

3. 学生准备　小镜子、洁面乳、护士工作服、燕帽、口罩、胸牌等。

【实训学时】　2学时。

【实训方法与结果】

（一）实训方法

活动一　头面部妆饰训练

1. 教师示范或播放录像,逐步讲解护士职业妆化妆步骤及工作发式的梳理和妆饰规范。

2. 学生4～6人一组,练习简易化妆技巧和工作发式的梳理方法。

3. 妆饰完毕后进行分组展示,教师及学生对每组的妆饰结果进行评价,并指出改进方法。

4. 按照教师和同学们的建议进行调整和完善。

活动二　微笑训练

1. 教师示范或播放录像,讲解微笑的要点、特征及方法。

2. 学生4～6人一组,练习并体验微笑的方法。

3. 开展微笑竞赛,选出笑容最美的同学。

4. 以笑容最美的同学为榜样,训练自己的最佳笑容。

活动三　工作服饰规范训练

1. 教师示范或播放录像,逐步讲解护士不同类型的工作服、工作帽、口罩和胸牌的穿着佩戴方法。

2. 学生4～6人一组,练习穿工作服、戴护士帽、口罩和胸牌的方法。

3．练习完毕后进行分组展示，教师及学生对每组的展示结果进行评价，并指出改进方法。

4．按照教师和同学们的建议进行调整和完善。

活动四　综合演练

同学们根据所学知识及局部练习纠正总结，设计符合自己特点的护士职业形象。

（二）实训结果

1．学习态度　是否积极认真地参与并较好地完成了训练任务。

2．技能发展　是否能在教师的指导下正确完成护士职业妆、发式梳理以及工作服饰穿戴。

3．职业情感　是否在训练过程中严谨、认真，体现护士的职业风范。

4．团队精神　是否积极参与小组活动、成员之间是否团结协作、相互指导；是否有集体荣誉感。

（赵全红　李亚楠　马　丽）

实训2　护士基本行为礼仪训练

【实训目的】

1．掌握基本的站姿、坐姿、行姿和蹲姿。

2．熟悉四种姿态的要领和训练方法。

3．熟悉点头礼、鞠躬礼、握手礼等基本仪态礼仪的规范，在日常生活中不断加强练习，养成良好的行为礼仪习惯。

【实训准备】

1．物品　椅子、书本、纸板、录音机和音乐带或电视、VCD。

2．环境　在形体房或较为宽敞的室内训练，备有能照全身的落地镜子、环境清洁、安静。

3．护生　护士服、护士鞋、护士帽等。

【实训学时】　1学时

【实训方法与结果】

（一）实训方法

1．教师演示　按照本章中基本的站姿、坐姿、行姿和蹲姿等行为礼仪要求，由教师逐一进行演示或做成多媒体教学片让同学观看。

2．训练内容　站姿、坐姿、行姿、蹲姿、点头礼、鞠躬礼、握手礼等。

3．训练指导　将学生分成6～8人一组，以小组为单位，分组练习。教师对练习内容进行讲解和分析，指导每组学生进行基本仪态练习，教师提出要求，根据学生练习情况个别指导。

4．综合演练　请同学们以小组为单位，将本次实践训练内容自行编排成一个小节目，配上音乐，按小组进行规范展示各种基本仪态礼仪。

（二）实训结果

1．站立时能自然挺拔，精神饱满，优雅庄重；各种坐姿能运用自如，仪态端庄，动作轻稳；行走时保持步伐正直，做到轻快稳健，自然大方；蹲姿练习要保持上身挺拔，从容自然；点头礼、鞠躬礼、握手礼等基本仪态礼仪规范。

2．结果评价

学习态度：是否积极认真地参与并较好地完成了训练任务。

技能发展：是否能在教师的指导下顺利完成各种姿态的训练；姿态是否标准规范。

团队协作：是否积极参与团队活动；团队成员之间是否相互协作、相互指导、配合默契；情境模拟是否真实合理。

创新精神：展示及节目组织是否新颖、有创意；是否能在具体的情境中灵活恰当地运用仪态礼仪规范。

职业情感：训练过程中是否严谨、认真；能否得体控制自己的举止，保持优雅的仪态，体现护士的职业风范。

（古秋霞）

实训 3　护士工作行为礼仪实训

【实训目的】
掌握推治疗车、端治疗盘、持病历夹、搬椅子的方法。

【实训准备】
1. 用物　治疗车、治疗盘、病历夹、椅子等。
2. 环境　在护理训练室进行，训练室内应摆放病床和床头柜、椅子等，室内应配置镜子。
3. 护生　护士服、护士鞋、护士帽等。

【实训学时】　1 学时

【实训方法与结果】

（一）实训方法

1. **教师演示**　按照本章节中推治疗车、端治疗盘、持病历夹和搬椅子的要求，由教师逐一进行演示或做成多媒体教学片让同学观看。

2. **训练内容**　推治疗车、端治疗盘、持病历夹和搬椅子。

3. **训练指导**　将学生分成 6～8 人一组，以小组为单位，分组练习。教师对练习内容进行讲解和分析，指导每组学生进行基本仪态练习，教师提出要求，根据学生练习情况个别指导。

4. **综合演练**

综合演练一　某医院外科病室，病人张某患急性阑尾炎急诊入院，被安置在 15 床。医生检查后开医嘱，王护士遵医嘱推治疗车到病人旁，做青霉素过敏试验。

综合演练二　患者李某，女，53 岁，胃大部切术后第 5 天。一位护士准备为患者进行注射治疗。操作完毕后护士发现患者的手帕落在床头地上，捡起后交给患者。

综合演练三　病房内，护士长带领三名护士进行床边交班，护士手持病历夹，交班时王护士发现 3 床的椅子在门边放置，等大家走出病房后，王护士将椅子搬回病床床尾。

综合演练四　请同学们以小组为单位，将本次实践训练内容自行编排成一个小的情景剧，配上音乐，按小组进行展示。

（二）实训结果

1. 在站姿和行姿基础上练习推治疗车、端治疗盘、持病历夹和搬放椅子的方法。
2. 各种行为礼仪规范。
3. 结果评价

学习态度：是否积极认真地参与并较好地完成训练任务。

技能发展：是否能在教师的指导下顺利完成各种工作内容的训练；姿态是否标准规范。

职业情感：训练过程中是否严谨、认真；行为和对话中是否体现了对患者的体贴关爱；在工作中能否得体控制自己的举止，保持优雅的仪态，体现护士的职业风范。

团队精神：是否积极参与团队活动；团队成员之间是否相互协作、相互指导、配合默契；情境模拟是否真实合理。

创新精神：展示及节目组织是否新颖、有创意；是否能在突发情况下灵活恰当地运用仪态礼仪规范。

（古秋霞）

实训 4　交谈技巧训练

【实训目的】
1. 应用语言沟通技巧与患者进行有效沟通。
2. 提高语言沟通能力。

【实训准备】
1. 学生　按护士的着装要求，服装得体，衣帽整齐。
2. 环境　模拟病室内进行交谈，室内环境安静整洁，温湿度适宜，光线适中。
3. 情境　在模拟病房自行设计交流场景，选择交流话题，分配扮演角色。

【实训学时】　2学时

【实训方法与结果】
（一）实训方法
1. 将4～6名学生划分为一组，设计沟通情境，并角色扮演。
2. 在交谈中选择合适的话题，采用恰当的交谈方式，达到信息交流、表达情感的目的。
3. 选择与健康有关的、病人感兴趣的、轻松愉快的话题，展示文明礼貌、规范准确的语言，恰当应用倾听、核实、提问、阐释、沉默、共情等技巧，和谐自然，感情丰富，谈吐高雅。

（二）实训结果
1. 学习态度端正，着装整齐、仪表端庄大方，情境设计合理，练习过程严肃认真、一丝不苟，按要求完成训练内容。
2. 设计交谈话题适宜，选择交谈方式合理，文明礼貌语言熟练、准确，恰当使用倾听、沉默、阐释、核实及共情等谈话技巧。
3. 具有创新意识，善于观察，发现问题，见解独到，具有评判性思维，灵活应对突发问题。

（李　莉）

实训 5　非语言沟通训练

【实训目的】
1. 通过角色扮演，使学生感受病人对非语言沟通方式需求的程度，体会非语言沟通在不同临床护理场景中的意义。
2. 通过角色扮演，熟悉并掌握非言语沟通技巧在不同临床护理场景中的应用。

【实训准备】
1. 物品　听诊器、血压计、注射器、水杯等。

2. 环境　模拟病房,室内环境安静整洁,温湿度适宜,光线适中。

【实训学时】 2 学时

【实训方法与结果】

（一）实训方法

1. 将同学分成若干小组,每组 6～7 人。

2. 对所给情境进行讨论、加工、进行进一步的非语言沟通方式设计。

3. 以小组为单位分角色扮演所提示的场景,注意与病人沟通时运用非语言沟通方式。

4. 小组发言人对本组的表现进行阐释(运用了哪些非语言沟通策略,效果如何)。

5. 角色分配　护士、病人、家属。

6. 与下列交流对象沟通时的非语言沟通情境提示:

(1) 新入院的病人(主要是迎接、自我介绍、搀扶、送入病房、测生命体征中触摸等方式的运用)。

(2) 情绪悲伤、正在哭泣的病人及家属(主要是表情、触摸等方式的运用)。

(3) 出院的病人(主要是手势、迎送礼仪等方式的运用)。

（二）实训结果

1. 学习态度端正,着装整齐、仪表端庄大方,情境设计合理,练习过程严肃认真、一丝不苟,按要求完成训练内容。

2. 根据不同情境,选择的非言语沟通策略合理,熟练运用各种非语言动作拉近与患者的距离,建立新入院患者对护士的信任感;通过触摸、握手、拥抱,表达对患者的共情,缓解患者紧张感;迎送礼仪的准确应用,建立患者对医院的良好印象。

3. 具有创新意识,善于观察,发现问题,见解独到,具有评判性思维,灵活应对突发问题。

（张　晓）

实训6　护士接待礼仪

【实训目的】

1. 掌握护士接待礼仪的基本要求和规范。

2. 学会正确接待新入院病人。

【实训准备】

1. 物品　病床、床头桌、床尾凳、记录本、笔等。

2. 器械　血压计、听诊器、体温计等。

3. 环境　模拟病房:室内布局合理、整洁明亮、环境安静。

【实训学时】 1 学时。

【实训方法与结果】

（一）实训方法

1. 训练内容　护士的自我介绍和他人介绍礼仪、护士接待礼仪。

2. 案例资源　病人王刚,男性,68 岁,因反复发作性咳嗽伴脓痰 1 年,近日有咯血现象,以"支气管扩张"收入院,病房护士小张是他的责任护士,小张送病人进入病室,向王刚进行了自我介绍和同病室其他病友的介绍,并对住院环境进行介绍,最后做了入院宣教。

3. 训练指导

（1）以小组为单位，组长负责制 3～4 人为一组，每一组中，1 人扮演患者，1 人扮演护士，2 人扮演家属，场景体验接待新入院患者。

（2）教师对练习内容进行讲解和分析，巡回指导每组学生练习。

4. 情景训练要求

（1）使对方感到温暖：①起立面向患者，致以问候，面带微笑，简单询问病情；②安排患者落座或进入自己的病床单元休息；③约定时间，检查生命体征，询问病史及入院评估；④介绍病房情况；⑤礼貌离开。

（2）自我介绍：①亲切有理、谦虚，不能自我吹嘘、排斥他人。②内容简洁明了，特别是自己姓名、主要职责，同时带点幽默。

（3）询问病史及收集资料：①站立位置要适当：床前一侧，一般距离 50～100cm，保持平视的位置。②聚精会神。③时间充裕，谈话不要离开健康的主题，及时反馈。④尊重和爱护患者。⑤注意观察，要分轻重缓急。

（二）实训结果

1. 学习态度评价　评价训练内容是否完成，情景设计是否合理，着装是否整齐，练习过程是否严谨认真。

2. 能力发展评价　评价语言和举止是否文明、规范，表情自然大方，有较强的心理洞察能力，语言有较强的感染力。

3. 创新意识评价　评价语言的组织和运用是否合乎护理情景，情景设计是否多样、灵活。

4. 职业情感评价　评价训练中精神是否饱满，尊重病人，对病人充满爱心，能耐心地做好新病人入院宣教。

5. 团队精神评价　评价小组成员配合是否默契，每个小组成员能否积极参与，角色分配是否合理，训练各成员间配合是否默契。

（郭　丽）

实训 7　护士接听电话礼仪

【实训目的】

1. 掌握护士接听电话礼仪的基本要求和规范。

2. 学会在工作中正确使用接听电话礼仪。

【实训准备】

1. 物品　电话、记录本、笔等。

2. 器械　病床或者学生桌椅、血压计、听诊器、体温计等。

3. 环境　可以选择模拟病房、教室等适合的场所模拟接听电话。

【实训学时】　1 学时。

【实训方法与结果】

（一）实训方法

1. 训练内容　接听电话。

2. 案例资源

案例 1：某卫生学校护生王林国庆节放假回家后，给张老师打电话报告平安。

案例 2：下午 5 点，一位骑电瓶车的女性在解放路被一辆轿车撞倒，120 急救车赶来，被撞女性意识清醒，左腿剧痛，不能活动，医生初步检查后判断为左下肢股骨骨折，决定就近送市第一人民医院治疗，急救车在快速行驶过程中，随车护士小王电话通知市第一人民医院做急救准备。

3. 训练指导

（1）以小组为单位，组长负责制　3～4 人为一组，案例 1 中一人扮演护生王林，一人扮演张老师，一人扮演王琳的家长；案例 2 中，一人扮演患者，一人扮演院前急救随车护士，一人扮演市第一人民医院护士，场景体验院前急救及接听电话。

（2）教师安排分组练习任务、提出训练要求并引导学生角色扮演、组织情境对话。教师巡视检查、个别指导、以小组为单位鉴定打分，适当地提供优秀学生展示机会，最后由主讲教师总结训练情况。

4. 情景训练要求

（1）着装得体规范，情景扮演严肃认真。

（2）能正确使用电话礼仪。

（二）实训结果

1. 学习态度评价　练习过程是否严谨认真，是否按要求完成训练内容，情景设计是否合理，着装是否整齐。

2. 能力发展评价　面容及表情是否得体，举止是否文明、规范，着装是否体现端庄稳重的职业素质。

3. 创新意识评价　学生在进行情景表演过程中是否有新意，与所饰角色是否相宜。

4. 职业情感评价　训练中是否精神饱满，是否有职业自信感和对职业的满足感。

5. 团队精神评价　小组成员是否积极参与，认真完成实验内容，是否体现职业精神风貌。

（刘文利）

参考文献

[1] 陈芬. 护理礼仪与人际沟通[M]. 南京：东南大学出版社，2009.

[2] 陈文. 护理礼仪与人际沟通[M]. 南京：东南大学出版社，2011.

[3] 刘桂瑛. 护理礼仪[M]. 北京：人民卫生出版社，2011.

[4] 王斌. 人际沟通[M]. 2版. 北京：人民卫生出版社，2011.

[5] 刘宇. 护理礼仪[M]. 北京：人民卫生出版社，2011.

[6] 王燕. 护理礼仪与人际沟通[M]. 北京：人民军医出版社，2012.

[7] 冯开梅. 护理礼仪与人际沟通[M]. 北京：中国医药科技出版社，2013.

[8] 隋树杰. 人际沟通及礼仪[M]. 北京：人民卫生出版社，2013.

[9] 唐庆蓉，徐建鸣，叶萌. 护理礼仪与人际沟通[M]. 上海：复旦大学出版社，2014.

[10] 王凤荣. 护理礼仪与人际沟通学习指南与习题集[M]. 北京：北京大学医学出版社，2014.

[11] 耿洁 吴彬. 护理礼仪[M]. 北京：人民卫生出版社，2015.

[12] 高燕. 护理礼仪与人际沟通[M]. 北京：高等教育出版社，2015.

[13] 奚锦芝，孔令俭. 护理礼仪与人际沟通[M]. 北京：中国中医药出版社，2015.

[14] 袁慧玲，韩同敏. 护理礼仪与美学[M]. 北京：人民卫生出版社，2016.

[15] 秦东华. 护理礼仪与人际沟通[M]. 北京：人民卫生出版社，2016.

[16] 刘桂瑛. 护理礼仪[M]. 2版. 北京：人民卫生出版社，2016.

[17] 秦东华. 护理礼仪与人际沟通[M]. 北京：人民卫生出版社，2017.